肥 胖 症

主　编　巴　颖　郭玉兰

副主编　李百荣

编　者（以姓氏笔画为序）：

丁　黎　于　杰　马文颖　仇　波

白雅君　曲　华　伊美华　刘自平

刘丽红　唐彤丹

 中国协和医科大学出版社

图书在版编目（CIP）数据

肥胖症 / 巴颖，郭玉兰主编. —北京：中国协和医科大学出版社，2015.4
（常见病预防训练掌中宝）
ISBN 978-7-5679-0152-0

Ⅰ. ①肥… Ⅱ. ①巴… ②郭… Ⅲ. ①肥胖病－预防（卫生） Ⅳ.
①R589. 201

中国版本图书馆 CIP 数据核字（2014）第 173027 号

常见病预防训练掌中宝
肥胖症

主　　编：巴　颖　郭玉兰
责任编辑：吴桂梅

出版发行：中国协和医科大学出版社
　　　　　（北京东单三条九号　邮编 100730　电话 65260378）
网　　　址：www. pumcp. com
经　　　销：新华书店总店北京发行所
印　　　刷：北京佳艺恒彩印刷有限公司

开　　本：710×1000　1/16 开
印　　张：11. 25
字　　数：170 千字
版　　次：2015 年 6 月第 1 版　　　2015 年 6 月第 1 次印刷
印　　数：1—4000
定　　价：23. 00 元

ISBN 978-7-5679-0152-0

前　言

随着人民生活水平的不断提高，生活压力的增大，人们生活起居的不规律，体力活动的越来越少，少动多吃以及无规律的生活方式使肥胖群体出现明显增多的趋势。肥胖症一方面可引起患者身心障碍、使患者失去苗条的身材和使中度以上肥胖者在生活上感到诸多的不便，另一方面也会引起诸多危及健康的疾病，如高血压、冠心病、糖尿病、脂肪肝等，使患者生活质量降低，预期寿命缩短。肥胖症是可防、可控、可治的，方法也很多，为了对读者的健康减肥有所帮助，我们编写了此书。

本书介绍的肥胖症相关知识可以使读者全面地了解肥胖症，通过改变不良生活方式，进行科学饮食、合理运动来改善和控制病情；预防训练可以促进全身血液循环，增强身体的新陈代谢，消除体内多余脂肪，保持形体健美、身体健康。

本书通过读者自测的形式与读者互动，并从专业角度阐述关于肥胖症及其相关知识。内容分为上篇、下篇两大部分。上篇为"肥胖症知识自测"，下篇为"预防训练"。其中，"肥胖症知识自测"部分由"自测题"和"重点提示"组成。"自测题"可以使读者准确、快速地掌握肥胖症的相关知识，"对"就是"对"、"错"就是"错"，避免受到模棱两可的知识干扰。由于每道自测题目都简洁明了，节约了读者大量的阅读时间，避免了长时间阅读的乏味，增加了可读性。"重点提示"是针对"自测题"做出的简要说明，方便读者更好地理解疾病相关知识。"预防训练"部分针对每个训练动作都有文字介绍及配图，读者按配图练习就可以，实用性、趣味性及可操作性都非常强。只要能够坚持长期训练，就会收到意想不到的效果。

本书适用于关注自身健康的人群、肥胖症患者及其家属，也可供基层医护人员参考。

由于水平有限，书中难免有疏漏之处，敬请广大读者指正。

编　者
2015 年 3 月

目　录

上　篇

肥胖症知识自测

一、肥胖症基本知识

	是	否
1. 肥胖症是指体内脂肪积蓄过多，体重超过理想体重的 10% 以上。	☐	☐
2. 肥胖症的定义是人为的，目前多以理想体重和体重指数为依据。	☐	☐
3. 男性的理想体重(kg)＝［身高(cm)－100］×0.85。	☐	☐
4. 临床上常用皮褶厚度作为判断脂肪堆积的依据。	☐	☐
5. 近年来我国单纯性肥胖患者在儿童中有增加的倾向。	☐	☐
6. 诊断小儿肥胖症有体重测量法和脂肪测量法两种方法。常用的诊断方法为脂肪测量法。	☐	☐
7. 小儿肥胖度＝(实际体重－标准体重)÷标准体重×100%。	☐	☐
8. 小儿实际体重超出标准体重的 20%～30%，称为中度肥胖。	☐	☐
9. 肥胖症有单纯性肥胖和继发性肥胖两种。	☐	☐
10. 继发性肥胖患者必须首先治疗原发疾病。	☐	☐
11. 继发性肥胖主要是由于神经代谢和内分泌功能障碍所引起的。	☐	☐
12. 肥胖症仅仅发生于 40 岁以上群体。	☐	☐
13. 儿童超重肥胖，会令其长大成人后性功能低下，有的甚至终生不育。	☐	☐
14. 小儿单纯性肥胖者体内脂肪主要积聚在腹部、髋部、肩部以及乳部、四肢，尤以上臂和臀部为著。	☐	☐
15. 小儿肥胖严重者可发生慢性肺心病，继发心力衰竭。	☐	☐
16. 预防儿童肥胖症的发生需要抓住孕后 3 个月，出生后 1 年及 11～13 岁这三个阶段的预防工作。	☐	☐
17. 老年性肥胖首先使人体各器官负担加重，心脑血管病、糖尿病发病率增高，还会使肝胆疾病、腰背疼痛、关节炎等发病率升高。	☐	☐

答案：

1. 否　2. 是　3. 否　4. 是　5. 是　6. 否　7. 是　8. 否　9. 是
10. 是　11. 是　12. 否　13. 是　14. 是　15. 是　16. 是　17. 是

重点提示：

◆ 肥胖症是指体内脂肪积蓄过多，体重增加。体重超过理想体重的20%或体重指数（BMI）>24以上可定为肥胖症。

◆ 理想体重的计算公式为：理想体重（kg）=身高（cm）-105或身高（cm）-100后再乘以0.9（男性）或0.85（女性）。

◆ 诊断小儿肥胖症有两种方法。体重测量法和脂肪测量法。常用的诊断方法为体重测量法。

◆ 小儿肥胖度=（实际体重-标准体重）÷标准体重×100%。

◆ 小儿实际体重超过标准体重的10%~20%为超重，超过标准体重的20%者可诊断为肥胖。超出标准体重20%~30%为轻度肥胖，超过标准体重30%~50%为中度肥胖，超出标准体重50%以上为重度肥胖。

◆ 肥胖症分为单纯性肥胖和继发性肥胖两类。单纯性肥胖最常见，可伴有代谢调节过程障碍，显著的神经或内分泌形态及功能变化。继发性肥胖常继发于其他疾病，如内分泌功能紊乱导致的激素分泌异常，中枢神经疾病，脑部疾病如垂体病变。这类肥胖症必须治疗原发疾病。

◆ 肥胖症可发生于任何年龄，以40岁以上居多，尤其是女性在绝经期后的发病率更高。近些年，有年轻化的趋势，青少年所占的比重逐渐增大。

◆ 预防儿童肥胖症的发生要抓住孕后3个月，出生后1年及11~13岁这三个阶段的预防工作。人体肥胖与否，主要取决于身体内脂肪细胞的数量及大小。而脂肪细胞的数量又主要取决于妊娠后3个月，婴儿出生后1年及儿童11~13岁这三个阶段的生长积累。如果孩子在这三个时期因营养过剩而使脂肪细胞的数量增多（超过正常数量），那么，以后不管你怎样减肥，也不能让脂肪细胞数量减少，而只能让脂肪细胞体积变小、变瘦。而一旦你停止减肥措施，饿"瘦"了的脂肪细胞又会恢复原状，从而使减肥前功尽弃。

	是	否
18. 老年肥胖者胆石症的患病率是体重正常者的 6 倍。	□	□
19. 老年肥胖者糖尿病患病率增加。	□	□
20. 肥胖症患者患痛风、脊柱炎、多发性关节炎等疾病的概率较高，大约是正常体重者的 5 倍。	□	□
21. 女性肥胖最容易发生在青春期、妊娠期和更年期。	□	□
22. 妇女在更年期容易发胖。	□	□
23. 妇女肥胖与卵巢功能紊乱和月经失调密切相关。	□	□
24. 肥胖妇女比正常体重的妇女更容易发生感染。	□	□
25. 肥胖症患者的重要并发症有糖尿病、高血压、高脂血症与动脉硬化。	□	□
26. 肥胖症患者胰岛素受体后缺陷程度与高胰岛素浓度呈负相关。	□	□
27. 肥胖是糖尿病的最大诱发因素。	□	□
28. 防治糖尿病首先要防治肥胖症。	□	□
29. 高脂血症包括高甘油三酯（现称三酰甘油）血症和高胆固醇血症。	□	□
30. 极低密度脂蛋白（VLDL）颗粒比乳糜微粒（CM）大，而密度比它高，VLDL 中 60% 为甘油三酯。	□	□
31. 极低密度脂蛋白（VLDL）为低密度脂蛋白（LDL）的降解产物。	□	□

答案：

18.是　19.是　20.是　21.是　22.是　23.是　24.是　25.是　26.否
27.是　28.是　29.是　30.否　31.否

重点提示：

◆ 据研究报道，老年肥胖者患胆石症的患病率是体重正常者的6倍。因为肥胖者多伴有高脂血症，胆结石的主要成分是胆固醇，故肥胖者易患胆石症。

◆ 研究证明，老年肥胖者糖尿病患病率增加。因为肥胖症患者易并发高脂血症，诱发糖代谢紊乱，使糖耐量降低，并且使组织对胰岛素敏感性降低，从而诱发糖尿病。

◆ 女性肥胖最容易发生在青春期、妊娠期和更年期，还容易并发内分泌功能失调性疾病，如妊娠中毒症，不孕症，月经失调等。

◆ 妇女在更年期由于卵巢功能减退，导致内分泌功能紊乱而影响脂肪代谢，使人容易发胖；另一个原因是随着妇女年龄增大，新陈代谢速率减慢，运动减少，营养过剩而致肥胖。

◆ 肥胖妇女比正常体重的妇女更容易发生感染。原因是肥胖症患者体内的微量元素缺乏，而且血清铁、锌含量均比正常体重者低。研究证明，铁与免疫活性有密切关系，铁和锌缺乏均可损害免疫系统，使淋巴细胞杀伤细菌的能力减弱，因此肥胖妇女容易发生细菌感染。

◆ 肥胖症患者存在胰岛素受体后缺陷。研究证明，肥胖症患者空腹血液中胰岛素水平并不降低，反而升高。但由于肥胖症患者组织细胞膜上的 Ca^{2+} - ATP 酶活性降低，而产生胰岛素抵抗，发生高胰岛素血症。使胰岛素不能很好地发挥降血糖作用。这种现象称为胰岛素受体后缺陷。肥胖症患者胰岛素受体后缺陷程度与高胰岛素浓度呈正相关。

◆ 肥胖是糖尿病的最大诱发因素。肥胖刺激胰腺分泌更多的胰岛素，久之使胰岛 B 细胞负担过重，发生肥大增生，造成高胰岛素血症，长此以往，使胰岛 B 细胞功能逐渐减弱，造成胰岛素分泌不足而发生2型糖尿病。因此，有人提出防治糖尿病首先要防治肥胖症的观点。

◆ 高脂血症包括高甘油三酯血症和高胆固醇血症。甘油三酯在肝脏与蛋白质结合成极低密度脂蛋白（VLDL），其中60%为甘油三酯。VLDL 颗粒比乳糜微粒（CM）小，而密度比它高。CM 在血浆中含量增高时，可使血浆均匀混浊。VLDL 的降解产物为低密度脂蛋白（LDL），也就是俗称的"坏胆固醇"。

	是	否
32. 极低密度脂蛋白（VLDL）与低密度脂蛋白（LDL）被称为致动脉粥样硬化脂蛋白。	□	□
33. 高密度脂蛋白（HDL）被称为抗动脉粥样硬化因子。	□	□
34. 肥胖症患者随着肥胖程度的增加，血液中胆固醇含量会增高，高密度脂蛋白（HDL）会增高，极低密度脂蛋白（VLDL）会降低。	□	□
35. 肥胖性心肺综合征患者睡眠时呈周期性呼吸和呼吸暂停，还可有呼吸困难。	□	□
36. 肥胖性心肺综合征患者可出现继发性红细胞增多症，血液黏稠度增加。	□	□
37. 痛风又叫高尿酸血症，是由于体内嘌呤代谢异常所致。血液中尿酸浓度升高，尿酸转化成尿酸盐，堆积在关节中，可引起关节肿胀与疼痛。	□	□
38. 在正常生理条件下，肝细胞分泌的胆汁贮存于胆囊内，然后经过浓缩，排入十二指肠，以帮助脂肪食物消化吸收。	□	□
39. 肥胖症患者易患胆囊炎和胆结石。	□	□
40. 肥胖症患者中胆结石发病率高，尤以女性居多。	□	□
41. 肥胖性心肌病患者多出现右心室肥厚，部分为左心室肥厚。	□	□
42. 代谢综合征发生的始动因素是餐后高血糖。	□	□
43. 胰岛素抵抗不仅是 2 型糖尿病的发病基础，更是许多代谢性疾病的病理基础。	□	□
44. 在身体上部或躯干部位的过度脂肪积累比身体下部的脂肪积累更易致病。	□	□
45. 对于非糖尿病患者，躯干部位的皮下脂肪沉积与周围的、肝脏的胰岛素抵抗有重要的、独立的联系。	□	□
46. 对于非糖尿病患者，腹膜内脂肪与周围的、肝脏的胰岛素抵抗之间也具有独立的联系。	□	□
47. 胰岛素抵抗是引起高血脂、糖代谢紊乱、高血压的关键因素，对冠心病及动脉粥样硬化的形成也有直接的、重要的影响。	□	□

答案:

32. 是　33. 是　34. 否　35. 是　36. 是　37. 是　38. 是　39. 是　40. 是
41. 否　42. 是　43. 是　44. 是　45. 是　46. 否　47. 是

重点提示:

◆ 极低密度脂蛋白（VLDL）和低密度脂蛋白（LDL）含量的增高与动脉粥样硬化和冠状动脉粥样硬化性心脏病关系密切，故又被称为致动脉粥样硬化脂蛋白。而血液中还有一种脂蛋白叫高密度脂蛋白（HDL），HDL 对血浆甘油三酯有清除作用，还能减少胆固醇及胆固醇酯在血管壁上的沉积，它与冠心病的发病率呈负相关。因此，HDL 被认为是一种抗动脉粥样硬化的脂蛋白，又被称为抗动脉粥样硬化因子。

◆ 肥胖症患者一方面随着肥胖程度的增加，血液中胆固醇含量增高，但高密度脂蛋白（HDL）含量却下降，另一方面，肥胖症患者的糖类（或称碳水化合物）及游离脂肪酸在肝脏与脂肪细胞结合成甘油三酯，内源性甘油三酯合成增多，导致高甘油三酯血症，使 VLDL 升高。

◆ 胆汁是由肝细胞产生的。在正常生理条件下，肝细胞分泌的胆汁贮存于胆囊内，然后经过浓缩，排入十二指肠，帮助脂肪食物消化吸收。摄入脂肪过多时，胆囊收缩，排出胆汁，而胆汁中的胆汁酸有溶解胆固醇并将其送往肠道促使肠道吸收的作用。由于肥胖症患者往往存在高胆固醇血症，因此肝脏分泌胆固醇增多，胆汁中胆固醇含量也高。但肥胖症患者的胆汁酸分泌却比正常人少。因此，部分胆固醇会在胆囊内析出形成胆结石。同时，由于肥胖症患者腹部脂肪过多会压迫胆管和胆囊，使胆汁流通受阻，也会促进结石的形成。一旦形成胆结石又会影响胆汁的流通，继而容易发生胆汁瘀积，易致细菌感染而形成胆囊炎。

◆ 肥胖性心肌病患者多出现左心室肥厚，部分为右心室肥厚。

◆ 据现代医学研究初步证明，代谢综合征发生的始动因素是餐后高血糖。餐后高血糖如果不加控制，再加上体力活动和运动减少，摄入能量过多和饮食结构不合理，就会引发肥胖（主要是腹型肥胖）。

◆ 目前研究发现，对于非糖尿病患者，躯干部位的皮下脂肪沉积与周围的、肝脏的胰岛素抵抗有重要的、独立的联系。但腹膜内脂肪与周围的、肝脏的胰岛素抵抗之间未发现独立的联系。

	是	否
48. 中国人的肥胖体型以中心型为主，其疾病危险高于全身型肥胖。	☐	☐
49. 控制脂肪及减肥是防治老年糖尿病的关键。	☐	☐
50. 新的饮食习惯和久坐的生活方式是导致肥胖的主要原因。	☐	☐
51. 脂肪肝患者在血液生化指标上可出现 γ-谷氨酰转肽酶（γ-GT）和（或）丙氨酸氨基转移酶（ALT）增高。	☐	☐
52. 理想的脂肪摄入量比例为 30%。	☐	☐
53. 控制食欲基因可治疗肥胖症。	☐	☐
54. 脂肪细胞分白色及咖啡色两种。白色细胞中含有一个基因，可分泌激素瘦素（leptin），而该种激素会传送到下丘脑位置，产生饱感。另外，咖啡色细胞受到某些物质刺激后也会产生热量，消耗脂肪。	☐	☐
55. 雌激素是产生肥胖的"催肥剂"。	☐	☐
56. 服用丹那唑后会引起体重增加。	☐	☐
57. 服用炔雌醇、己烯雌酚、尼尔雌醇等激素后，会引起食欲增加，引起肥胖。	☐	☐
58. 长期较大剂量服用肾上腺皮质激素类的泼尼松（强的松）、地塞米松等药物后，可出现水牛背、满月脸等体征。	☐	☐
59. 糖类的摄入量与肥胖的发生率并没有关系，而脂肪的摄入却与肥胖有密切关系。	☐	☐
60. 与血脂有关系的主要膳食因素是饱和脂肪酸。	☐	☐
61. 蔗糖或果糖的摄入量很高时，也不会引起血脂升高。	☐	☐
62. 人体消化系统的消化吸收功能在一天 24 小时呈现的规律是：晚上的消化吸收功能比早上强，早晨的消化吸收功能比下午强。	☐	☐
63. 要减肥，肥胖症患者在饮食上一定要做到晚餐少吃。	☐	☐
64. 皮下脂肪多了可更抗寒。	☐	☐

答案：

48. 是　49. 是　50. 是　51. 是　52. 否　53. 是　54. 是　55. 否　56. 是
57. 否　58. 是　59. 否　60. 是　61. 否　62. 是　63. 是　64. 否

重点提示：

◆ 控制老年糖尿病的关键是脂肪而非糖类。防治措施是减肥及控制体重而非苛刻限制糖类物质的摄入。

◆ 脂肪肝是肝脏脂肪变性所致，多与过量乙醇摄入以及肥胖等因素有关。脂肪肝多为隐匿起病，缺少特异性临床表现，极少数患者出现腹部不适，右肋部隐痛，全身乏力等症状。由于脂肪肝患者肝细胞中脂肪滴蓄积挤压肝内细胆管，在血液生化指标上可出现 γ-谷氨酰转肽酶（γ-GT）和（或）丙氨酸氨基转移酶（ALT）增高。

◆ 理想的脂肪摄入量比例应是 20%。

◆ 激素类药物有很多种，确实有一些激素具有引起肥胖的副作用，但并不是所有激素都会引起肥胖。人们对此应该有所了解。例如，治疗子宫内膜异位症所用的丹那唑，是一种激素，有一些妇女服用后会引起体重增加。目前妇女使用较多的雌激素如炔雌醇、己烯雌酚、尼尔雌醇等，既不会增加食欲，也没有促进蛋白质、脂肪、碳水化合物贮存的作用，服后不会引起肥胖。肾上腺皮质激素类的泼尼松、地塞米松等药物具有促进营养物质贮存及脂肪的异常分布作用，所以长期较大剂量服用时，可出现水牛背、满月脸等体征。

◆ 蔗糖或果糖的摄入量很高时，可引起血脂升高。这是果糖在肝脏中的独特代谢途径所致。但在一般摄入量的情况下，糖类并不会引起血脂升高。

◆ 生理学研究发现，人体消化系统的消化吸收功能在一天 24 小时之间是不一样的。呈现的规律是：晚上的消化吸收功能比早上强，早晨的消化吸收功能比下午强。也就是说，人一天 24 小时中，夜间的消化吸收功能比白天强。因此，要减肥，肥胖症患者在饮食上一定要做到晚餐少吃。

◆ 在寒冷中保持体温，主要依靠的是体表血管的收缩以及更快地燃烧葡萄糖、脂肪等。因此，肥胖本身不足以帮助抵御寒冷。

	是	否
65. 婴幼儿期是否肥胖是脂肪细胞多少的关键时期，在这一年龄段，比其他年龄段更适合脂肪细胞增生。	☐	☐
66. 肥胖症患者非脂肪组织的基础代谢率低于正常水平。	☐	☐
67. 低热量饮食治疗肥胖症时，肥胖症患者血浆酮体增加或酮血症倾向低于正常人。	☐	☐
68. 肥胖症患者蛋白质分解代谢率较高。	☐	☐
69. 肥胖症患者全身所含水分比正常人低。	☐	☐
70. 内脏脂肪含量较多的患者易患 2 型糖尿病、高脂血症和心血管疾病。	☐	☐
71. 脂肪最主要的作用是以甘油三酯的形式储存能量，并且以游离脂肪酸的形式向其他组织提供能量。	☐	☐
72. 体质指数（BMI）是用体重数（kg）除以身高数平方（m^2）得出的数字，是目前国际上常用的衡量人体胖瘦程度以及是否健康的标准。	☐	☐
73. 瘦素（肽类激素）在人体内是能量平衡的一种重要调节剂。	☐	☐
74. 瘦素（肽类激素）具有抑制肝糖原产生，减轻胰岛素抵抗的作用。	☐	☐
75. 瘦素（肽类激素）可以促进炎症反应的发生。	☐	☐
76. 肥胖是一种慢性低度炎症，与糖尿病、动脉粥样硬化、血栓形成、高胰岛素血症、心血管疾病、脑卒中（中风）等密切相关。	☐	☐
77. 肥胖相关性炎症的发生与血清中炎症因子，包括脂肪因子的异常密切相关。	☐	☐

答案：

65. 是　66. 否　67. 是　68. 否　69. 是　70. 是　71. 是　72. 是　73. 是
74. 是　75. 是　76. 是　77. 是

重点提示：

◆ 肥胖症患者基础代谢率一般正常，部分患者偏低。肥胖症患者非脂肪组织的基础代谢率并不低于正常，肥胖症患者能量代谢和正常人能量代谢迄今尚未发现有什么真正差别。正常人多日进食能量过多，在没有增加活动和能量需要的条件下可以维持原体重不变，机体脂肪组织不会增加，也不会发胖，一般认为这是由于多余能量以饭后蛋白质的特殊动力作用的形式消耗了。而肥胖症患者饭后特殊动力作用作为处理多余能量手段方面可能存在缺陷。

◆ 与正常人比较，肥胖症患者进低热量膳食时，不容易出现负氮平衡，即蛋白质分解代谢率较低，摄入氮小于排出氮。

◆ 肥胖症患者的脂肪组织所占比重较大，但其含水量却远少于其他组织，因而全身所含水分比正常人低。

◆ 感染和炎症发生时，血浆瘦素浓度急剧升高；在类风湿关节炎及骨关节炎中，瘦素主要由关节部位的软骨细胞产生，它与其他促炎因子协同作用，对关节软骨造成严重破坏。目前对于瘦素具体促炎机制尚不清楚，但瘦素可以促进炎症反应的发生。

◆ 肥胖常伴随炎症性免疫蛋白因子的增加，以及具有抗感染、改善胰岛素抵抗作用的生物因子的降低，从而导致胰岛素抵抗和肥胖脂肪组织的巨噬细胞浸润。

二、肥胖的原因

	是	否
1. 小儿肥胖症按有无明显内分泌代谢异常可分为单纯性肥胖和继发性肥胖两种类型。	☐	☐
2. 单纯性肥胖是小儿中最常见的一种肥胖症。其特点是小儿体内有明显内分泌代谢异常。	☐	☐
3. 小儿继发性肥胖又叫症状性肥胖，是由于内分泌代谢病引起的肥胖。	☐	☐
4. 肥胖症患者血浆 β-内啡肽含量升高，会促进胰岛素释放增加，从而使其食量增加而导致肥胖。	☐	☐
5. 高脂肪饮食是造成肥胖的主要原因。	☐	☐
6. 女性肥胖症发病率显著高于男性。	☐	☐
7. 病理情况下产生的继发性肥胖，主要是由于神经－内分泌系统对脂肪、碳水化合物代谢的调节紊乱所致。	☐	☐
8. 睡眠不足会导致体内的瘦素含量减少，导致食欲过盛。	☐	☐
9. 如果长期保持进食糖类太多的习惯，会导致肥胖。	☐	☐
10. 肥胖的根本原因是摄入的能量大于消耗的能量，而造成能量过剩，促进了脂肪的累积。	☐	☐
11. 初潮较早的女性与初潮较晚的女性相比，其体重平均要多 5~16kg。	☐	☐
12. "将军肚"是亚洲人，特别是中国人肥胖最显著的特点和潜在危险。	☐	☐
13. 中国人的 BMI 最佳值在 20~22 之间。	☐	☐
14. 在肥胖人群中改变生活方式比药物预防的效果要好，而且越有肥胖遗传基因的人群预防效果越好。	☐	☐
15. 有情绪性进食习惯的人，发胖的概率比非情绪性进食的人高。	☐	☐
16. 亚洲人比欧美人爱长"将军肚"。	☐	☐
17. 为儿童进行适当节食是解决儿童肥胖问题的最主要途径。	☐	☐

答案：

1. 是   2. 否   3. 是   4. 是   5. 是   6. 是   7. 是   8. 是   9. 是
10. 是   11. 是   12. 是   13. 是   14. 是   15. 是   16. 是   17. 否

重点提示：

◆ 小儿肥胖症按有无明显内分泌代谢异常可分为单纯性肥胖和继发性肥胖两种类型。单纯性肥胖是小儿中最常见的一种肥胖症。其特点是仅由于小儿体内脂肪积存过多超过标准，但无明显内分泌代谢异常。其发生的因素有遗传、缺乏体育锻炼、营养和神经内分泌因素。

◆ 小儿继发性肥胖又叫症状性肥胖，是由于内分泌代谢病引起的肥胖，如肾上腺皮质功能亢进（库欣综合征），垂体前叶功能减退症（希恩综合征），男性生殖腺功能低下等。其他原因如水钠潴留可引起肥胖，代谢异常如碳水化合物或脂肪代谢紊乱也可引起肥胖。

◆ 高脂肪饮食是造成肥胖的主要原因。过多的进食脂肪不仅可以使人发胖，而且还可以使人湿热伤阴，导致消渴病的发生。

◆ 女性肥胖症发病率显著高于男性，而且多集中在产后期和更年期。

◆ 长期睡眠不足，可以影响人体生物钟的进食循环，也会降低血液中瘦素的含量。瘦素这种蛋白有抑制食欲的作用，同时也影响大脑对身体是否已经有足够食物的判断。在熬夜的时候，肚子很容易感到饥饿，不知不觉中就吃进了多余的热量。

◆ 过量摄入的碳水化合物在体内很容易会转化为脂肪而储存起来。进食后，糖类吸收入肝脏可以合成糖原而储存，但糖原量受到限制，相当量的糖在肝细胞内分解代谢产生脂肪酸，而脂肪酸是合成甘油三酯的主要原料，因此大量的碳水化合物被合成脂肪。所以如果长期保持进食糖类太多的习惯，也会导致肥胖。

◆ 基因和饮食习惯使亚洲人比欧美人更容易长"将军肚"。

◆ 节食的方法并不适合儿童减肥，节食会造成儿童的营养摄入不足，从而影响其身体健康和精神状态，甚至阻碍发育。为儿童进行饮食调整是解决儿童肥胖问题的最主要途径。低热量、低脂肪、低糖、高蛋白的饮食，能控制营养的摄入，还可保证儿童的生长需要。

	是	否
18. 肥胖症儿童不要长期吃大量的有减肥功能的食物，如黄瓜。	☐	☐
19. 压力过大会导致肥胖。	☐	☐
20. 缺乏 B 族维生素能导致肥胖。	☐	☐
21. 成年人如果想减肥的话，每天运动至少要达到半个小时。	☐	☐
22. 成年人若想减肥可以多吃低脂食物。	☐	☐
23. 小时候看电视的时间越长，长大后也越容易得肥胖症。	☐	☐
24. 镇静催眠药会引起体重增加。	☐	☐
25. 许多开胃药、助消化药及抑制代谢的药物都会引起肥胖。	☐	☐
26. 雌激素分泌紊乱会使女性下半身越来越胖。	☐	☐
27. 成年人若想减肥可以只吃蔬菜。	☐	☐
28. 强度大的运动有时起不到减肥的作用，反而会增加体内脂肪堆积。	☐	☐
29. 皮肤干燥、面色发黄的肥胖症患者的肥胖原因为甲状腺功能低下。	☐	☐
30. 妇女绝经会引起肥胖。	☐	☐
31. 单纯性肥胖时多认为下丘脑有功能性改变。	☐	☐
32. 精神因素常影响食欲，食欲中枢的功能受制于精神状态。	☐	☐
33. 刺激下丘脑腹内侧核可促进胰岛素分泌，故可引起食欲亢进。	☐	☐
34. 刺激下丘脑腹中核则抑制胰岛素分泌而加强胰高血糖素分泌，故可引起食欲减退。	☐	☐
35. 自主神经是通过高级神经活动影响下丘脑食欲中枢及胰岛素分泌的，进而导致多食肥胖或厌食消瘦的发生。	☐	☐

答案：

18. 是	19. 是	20. 是	21. 否	22. 否	23. 是	24. 是	25. 是	26. 是
27. 否	28. 是	29. 是	30. 是	31. 是	32. 是	33. 是	34. 是	35. 是

重点提示：

◆ 有减肥功能的食物有很多，黄瓜就是其中的一种。有些父母认为长期吃黄瓜对于减肥更有效，于是让孩子每天都吃大量的黄瓜，这是错误的。长期大量食用有减肥功能的食物，会使体内的营养损失增加，造成营养失衡，甚至可导致孩子食欲下降，影响智力，这个结果得不偿失。

◆ 压力使身体负荷过度，会持续刺激增加健康风险的不利因素，更容易使人沉溺于食物慰藉而不可自拔；而可以抵消压力因素作用的那些成分同时在腰部堆积，增加了肥胖的风险。

◆ B 族维生素能使脂肪变成能量，故缺乏 B 族维生素也能导致肥胖。

◆ 对成年人来说，每周至少要运动 5 天，每天至少运动半个小时。如果想减肥的话，那每天运动至少要达到 1 个小时。

◆ 有很多低脂食物含有过高的糖分和甜味剂，这些也是体重增加的罪魁祸首。另外，低脂食物也含热量，不要认为它是减肥良品。

◆ 雌激素是让下半身变胖的罪魁祸首。饮食不规律，乱服减肥药，意外怀孕等，都会让雌激素分泌紊乱，可导致脂肪在腹部和大腿部位堆积，使下半身越来越胖。

◆ 蔬菜容易吸油，进食蔬菜更容易摄入更多油脂。所以，只吃菜，不吃饭，会导致饮食中油脂多，蛋白质多，热量猛增，反而易发胖。

◆ 强度大的运动基本上不消耗脂肪，尤其在无氧运动时，肌糖原无氧酵解过程中产生的代谢产物是乳酸，乳酸在有氧条件下在肝脏中大部分分解为二氧化碳和水；另一部分重新合成肝糖原，但也有少量乳酸通过代谢合成脂肪。这就是为什么强度大的运动不但起不到减肥的作用，有时反而会增加体内脂肪堆积的原因。

◆ 绝经期间，女性的体重常常会出现明显的增长。这是由于绝经后女性激素水平发生改变，导致代谢速度降低，脂肪的分解减少，储存增加，水钠潴留增加。

◆ 饱食中枢位于下丘脑腹内侧核，摄食中枢位于下丘脑腹外侧核，它们之间有神经纤维联系，在功能上相互调节、相互制约。这两个中枢受机体内糖、脂肪及氨基酸的影响。所以下丘脑病变或体内某些代谢改变时可影响食欲中枢而使人发生多食进而导致肥胖。这是下丘脑综合征导致肥胖的主要原因。单纯性肥胖时多认为下丘脑有功能性改变。

	是	否
36. 肾上腺皮质激素的变化被公认为是肥胖症发病机制中最关键的一环。	☐	☐
37. 胰岛素是胰岛 B 细胞分泌的激素。胰岛素的功能是促进肝细胞糖原合成，抑制糖异生；促进脂肪细胞摄取葡萄糖合成脂肪，抑制脂肪分解。	☐	☐
38. 肥胖症患者的血浆胰岛素高峰往往早于血糖高峰，故不会出现低血糖反应。	☐	☐
39. 肥胖症患者胰岛素的空腹基础值高于正常或正常但高水平。	☐	☐
40. 高胰岛素血症对脂肪细胞和脂肪代谢来说，会使脂肪合成增加，分解减少，使肥胖进一步发展。	☐	☐
41. 肾上腺皮质激素是肾上腺皮质束状带分泌的激素，在人体中主要为皮质醇。	☐	☐
42. 在单纯性肥胖者中，库欣综合征患者血浆皮质醇明显增高。	☐	☐
43. 由于躯干及四肢脂肪组织对胰岛素和皮质醇反应不同，故它们导致的肥胖呈向心性肥胖。	☐	☐
44. 生长激素与胰岛素在糖代谢的调节中存在着相互拮抗作用。	☐	☐
45. 胰高血糖素由胰岛 A 细胞分泌，作用和胰岛素相反，抑制脂肪合成。	☐	☐
46. 肥胖症患者脂肪组织对儿茶酚胺类激素作用不敏感，但体重减轻后可恢复正常。	☐	☐
47. 遗传因素影响体重指数、皮下脂肪厚度及内脏脂肪组织含量，而且对内脏脂肪含量的影响尤为显著。	☐	☐
48. 遗传影响个体的基础代谢率、食物的热效应和运动的热效应，即能量的支出受遗传因素的影响，个体间能量支出的差别可达 40% 以上。	☐	☐
49. 胰岛素有显著的促进脂肪蓄积作用，在一定意义上可作为肥胖的监测因子。	☐	☐
50. 过度摄食和高胰岛素血症并存，常常是肥胖发生和维持的重要因素。	☐	☐
51. 褐色脂肪组织主要分布于皮下及内脏周围。	☐	☐
52. 白色脂肪组织是一种贮能形式，褐色脂肪组织是一种产热器官。	☐	☐

答案:

36. 否　37. 是　38. 否　39. 是　40. 是　41. 是　42. 否　43. 是　44. 是
45. 是　46. 是　47. 是　48. 是　49. 是　50. 是　51. 否　52. 是

重点提示:

◆ 除下丘脑因素外,体内其他内分泌激素紊乱也可导致肥胖。其中胰岛素变化被公认为是肥胖症发病机制中最关键的一环,其次为肾上腺皮质激素的变化。

◆ 肥胖症患者胰岛素分泌特点为:①空腹基础值高于正常或正常但高水平;②口服葡萄糖耐量试验过程中,随着血糖值升高,血浆胰岛素也会进一步升高;③血浆胰岛素高峰往往迟于血糖高峰,故在餐后3~4小时可出现低血糖反应。

◆ 肾上腺皮质激素是肾上腺皮质束状带分泌的激素,在人体中主要为皮质醇。单纯性肥胖者可有一定程度的肾上腺皮质功能亢进,血浆皮质醇正常或升高;而在继发性肥胖者中,如库欣综合征患者血浆皮质醇明显增高。

◆ 生长激素与胰岛素在糖代谢的调节中存在着相互拮抗作用。如果生长激素水平降低,胰岛素作用相对占优势,可使脂肪合成增多,造成肥胖。

◆ 遗传因素对肥胖的影响是多方面的,主要表现在以下几点:①遗传因素影响体重指数、皮下脂肪厚度及内脏脂肪组织含量,而且对内脏脂肪含量的影响尤为显著;②遗传不仅影响肥胖的程度,还与脂肪分布类型有关系;③过度喂养后的反应性(即过度喂养后体重增加的敏感性)是由遗传因素决定的;④遗传影响个体的基础代谢率、食物的热效应和运动的热效应,即能量的支出受遗传因素的影响,个体间能量支出的差别可达40%以上;⑤人们摄入蛋白质、糖类及脂肪的比例可能受遗传的影响;⑥体力活动的多少也显著地受遗传影响。

◆ 褐色脂肪组织与主要分布于皮下及内脏周围的白色脂肪组织相对应。褐色脂肪组织分布范围有限,仅分布于肩胛间、颈背部、腋窝部、纵隔及肾周围,其组织外观呈浅褐色,细胞体积变化相对较小。白色脂肪组织是一种贮能形式,机体将过剩的能量以中性脂肪形式贮藏于此,白色脂肪细胞体积随释能和贮能变化较大。褐色脂肪组织在功能上是一种产热器官,即机体摄食或受寒冷刺激时,褐色脂肪细胞内脂肪燃烧,从而决定机体的能量代谢水平。

三、肥胖症的临床表现及诊断

（一）临床表现

	是	否
1. 肥胖的发生、发展可引起一系列的问题，并通过自身表现出来，如儿童性早熟，女性内分泌紊乱、停经、多囊卵巢综合征、不孕，多毛、黑棘皮病、紫纹，男性乳房发育、精子质量差、不育等。	☐	☐
2. 黑棘皮病的出现是病理的信号，与高胰岛素血症有关，发展下去会出现 2 型糖尿病、高血压以及脂质代谢紊乱等。	☐	☐
3. 有的肥胖症患者在腹部两侧、大腿内侧有时可见呈梭形、淡紫红色的条纹，有的还会伴随"满月脸"、"水牛背"、"将军肚"等的出现，这些症状和体征的出现说明患者已有皮质醇的增多。	☐	☐
4. 中国人男性腰围>90cm、女性腰围>80cm 就可考虑为肥胖。	☐	☐
5. 肥胖症患者，若感觉天天吃不饱，刚吃过饭就饿，或越吃越饿，应引起重视。	☐	☐
6. 肥胖症患者的胰岛素抵抗状态可以通过减轻体重而得到改善。	☐	☐
7. 肥胖引起的代谢疾病开始于儿童期，也可能导致成年人的心血管疾病。	☐	☐
8. 脂肪肝的形成加重了肝功能的损害，可引起高脂血症、胆囊炎、性功能障碍等疾病的发生。	☐	☐
9. 病态肥胖是指体质指数（BMI）>40 或 BMI>35 同时合并危及生命的心肺疾病或严重糖尿病的肥胖。	☐	☐
10. 非酒精性脂肪性肝病（NAFLD）是一种与胰岛素抵抗和遗传易感性密切相关的代谢应激性肝脏损伤。	☐	☐
11. 流行病学调查显示，非酒精性脂肪性肝病（NAFLD）是欧美等西方发达国家肝功能酶学异常和慢性肝病最常见的原因。	☐	☐
12. 肥胖可通过增加食管反流性疾病及 Barrett 食管的发生，从而增加食管腺癌的发生率。	☐	☐

答案：

1. 是　2. 是　3. 是　4. 是　5. 是　6. 是　7. 是　8. 是　9. 是
10. 是　11. 是　12. 是

重点提示：

◆ 有些肥胖症患者在颈部、腋下等皮肤皱褶处会出现色素沉着、角质增多，严重时有天鹅绒状的突起，令人总有一种洗不干净的感觉，这就是通常所说的黑棘皮病。黑棘皮病的出现是病理的信号，与高胰岛素血症有关，发展下去会出现2型糖尿病、高血压以及脂质代谢紊乱等。还有部分肥胖症患者在腹部两侧、大腿内侧有时可见呈梭形、淡紫红色的条纹，有的还会伴随"满月脸"、"水牛背"、"将军肚"等的出现，这些症状和体征的出现说明已经有皮质醇的增多，发展下去会引起骨质疏松、高血压、乏力、低钾等。但是这些症状和体征也可能是垂体和肾上腺的病变所引起的。

◆ 部分肥胖症患者，感觉天天吃不饱，刚吃过饭就饿，或越吃越饿，也应引起重视。因为食欲亢进有时是下丘脑综合征和胰岛素瘤的表现。

◆ 肥胖症与糖尿病的联系纽带就是胰岛素抵抗，在肥胖症患者中，50%以上存在胰岛素抵抗，而在胰岛素抵抗的患者中，70%以上会发展为糖尿病，而减重治疗可以很好地改善胰岛素抵抗状态，如体重恢复正常，胰岛素水平可以减少1倍，说明肥胖症患者的胰岛素抵抗状态可以通过减轻体重而得到改善。

◆ 非酒精性脂肪性肝病（NAFLD）是一种与胰岛素抵抗和遗传易感性密切相关的代谢应激性肝脏损伤，其病理学改变与酒精性肝病相似，但患者无过量饮酒史，疾病谱包括单纯性脂肪肝、非酒精性脂肪性肝炎（NASH）及其相关肝硬化和肝细胞瘤。

◆ 流行病学调查显示：NAFLD是欧美等西方发达国家肝功能酶学异常和慢性肝病最常见的原因，普通成人NAFLD患病率为20%~33%，其中NASH和肝硬化分别占10%~20%和2%~3%。肥胖症患者单纯性脂肪肝患病率为60%~90%、NASH为20%~25%、肝硬化为2%~8%，2型糖尿病和高脂血症患者NAFLD患病率分别为28%~55%和27%~92%。

◆ 有研究认为肥胖可通过增加食管反流性疾病及Barrett食管的发生，从而增加食管腺癌的发生率。Barrett食管是食管腺癌的化生前体。

	是	否
13. 肥胖对于绝经后妇女乳腺癌的发生、发展的促进作用已得到公认。	☐	☐
14. 肥胖症或成年体重增加均与子宫内膜癌发生率显著增加有关。	☐	☐
15. 在女性中，肥胖可引起肾细胞癌发病率增高。	☐	☐
16. 肥胖可增加贲门癌的发病率，最可能与肥胖引起的 Barrett 食管有关。	☐	☐
17. 肥胖与肺癌呈正相关。	☐	☐
18. 颈围大的人容易发生阻塞性睡眠呼吸暂停综合征、心血管疾病等肥胖症的并发症。	☐	☐
19. 正常颈围在男性不超过 40cm，女性不超过 38cm。	☐	☐
20. 男性单纯性肥胖患者的脂肪分布以颈部、躯干和头部为主。	☐	☐
21. 女性单纯性肥胖患者的脂肪主要分布在腹部、乳房和臀部。	☐	☐
22. 多数体质性肥胖患者身体的脂肪细胞大而多，遍布全身，临床表现上呈均匀性肥胖。	☐	☐
23. 某肥胖症患者，表现为肥胖，浮肿，疲乏无力，肢体困重，尿少，纳差，腹满。舌质淡红，舌苔薄腻，脉沉细。可判断该患者为脾虚湿阻型肥胖。	☐	☐
24. 某肥胖症患者，表现为肥胖，头胀，眩晕，消谷善饥，肢体沉重，口渴，喜饮。舌质红，舌苔腻微黄，脉滑数。可判断该患者为脾肾阳虚型肥胖。	☐	☐
25. 某肥胖症患者，表现为肥胖，头昏眼花，头胀头痛，腰痛酸软，五心烦热，低热，舌尖红，舌苔薄黄，脉细数微弦。可判断该患者为阴虚内热型肥胖。	☐	☐
26. 水、钠潴留性肥胖属于继发性肥胖。	☐	☐
27. 水、钠潴留性肥胖多见于生殖期及更年期女性。	☐	☐
28. 立卧位水试验可证明有水、钠潴留现象。	☐	☐
29. 垂体性肥胖在影像学检查中可发现蝶鞍改变。	☐	☐

答案：

13. 是　14. 是　15. 是　16. 是　17. 否　18. 是　19. 否　20. 是　21. 是
22. 是　23. 是　24. 否　25. 是　26. 否　27. 是　28. 是　29. 是

重点提示：

◆ 肥胖与肺癌呈负相关，这种负相关作用可能与吸烟的并发症有关。吸烟是肺癌发生的首要因素之一，肥胖减少肺癌发生与吸烟者体质指数下降有关。

◆ 正常颈围在男性不超过38cm，女性不超过35cm，如果超过这个水平就要考虑肥胖了。颈围超过上述水平发生冠心病、高血压、糖尿病及阻塞性睡眠呼吸暂停综合征的机会就会明显增加。

◆ 单纯性肥胖患者的脂肪分布均匀，男性患者脂肪分布以颈部、躯干和头部为主，女性患者脂肪则主要分布在腹部、乳房和臀部。

◆ 中医将单纯性肥胖的辨证分型如下：①脾虚湿阻型：患者表现为肥胖，浮肿，疲乏无力，肢体困重，尿少，纳差，腹满。舌质淡红，舌苔薄腻，脉沉细。②脾肾阳虚型：患者表现为肥胖，疲乏，腰酸腿软，阳痿，阴寒。舌质淡红，舌苔薄白，脉沉细无力。③胃热湿阻型：患者表现为肥胖，头胀，眩晕，消谷善饥，肢体沉重，口渴，喜饮。舌质红，舌苔腻微黄，脉滑数。④阴虚内热型：患者表现为肥胖，头昏眼花，头胀头痛。腰痛酸软，五心烦热，低热，舌尖红，舌苔薄黄，脉细数微弦。⑤肝瘀气滞型：患者表现为肥胖，胸胁苦满，胃脘痞满，月经不调，闭经，失眠多梦。舌质暗红，舌苔白或薄腻，脉细弦。

◆ 单纯性肥胖是指非疾病引起的肥胖，患者无明显的内分泌代谢性疾病和特殊的临床症状。单纯性肥胖包括体质性肥胖，获得性肥胖，水、钠潴留性肥胖。继发性肥胖是以某种疾病为原发病的症状性肥胖，包括内分泌障碍性肥胖、先天异常性肥胖和进行性脂肪营养不良（又称进行性脂肪萎缩）等。

◆ 水、钠潴留性肥胖多见于生殖期及更年期女性，与雌激素增加使毛细血管通透性增高、醛固酮分泌增加及静脉回流等因素有关。体重与体位有关，劳累时增加，休息和平卧后减少。立卧位水试验可证明有水、钠潴留现象。

◆ 垂体性肥胖除肥胖外，常有垂体周围组织压迫症状，如头痛、视力障碍及视野缺损，影像学检查可发现蝶鞍改变。

	是	否
30. 肾上腺性肥胖常见于轻型 2 型糖尿病早期，胰岛 B 细胞瘤及自发性功能性低血糖症。	□	□
31. 单纯性肥胖全身脂肪积聚较匀称，以胸部、腹部、股部、背部明显。	□	□
32. 肥胖症患者 24 小时尿 17-羟或 17-酮皮质类固醇水平持续偏高，地塞米松抑制试验常为正常。	□	□
33. 增生型肥胖症一般始于幼儿期，发病最初 2 年之内体重增加迅速，可发展为结合型。	□	□
34. 新生儿体重超过 3.5kg，特别是母亲患有糖尿病的超重新生儿就应认为是肥胖症的先兆。	□	□
35. 肥胖症患者体重超过标准 10%~20%，即可出现一系列临床症状。	□	□
36. 肥胖症患者表现为空腹及餐后高胰岛素血症。	□	□
37. 肥胖症患者的血浆氨基酸及葡萄糖水平均有增高倾向，形成刺激胰岛 B 细胞的恶性循环，使肥胖加重。	□	□
38. 肥胖症患者血浆中皮质醇及 24 小时尿 17-羟皮质类固醇可增高，但昼夜节律正常及地塞米松抑制试验正常。	□	□
39. 向心性肥胖者有患皮质醇增多症的可能。	□	□
40. 下丘脑性肥胖可有视野缺损及颅神经损害的表现。	□	□
41. 精神障碍伴低血糖表现的肥胖症患者可能合并胰岛素瘤。	□	□
42. 肥胖症患者并发呼吸系统疾病时，可出现高碳酸血症。	□	□

答案:

30. 否　31. 是　32. 是　33. 是　34. 是　35. 否　36. 是　37. 是　38. 是
39. 是　40. 是　41. 是　42. 是

重点提示:

◆ 胰岛性肥胖常见于轻型 2 型糖尿病早期，胰岛 B 细胞瘤及自发性功能性低血糖症。常因多食而肥胖。肾上腺性肥胖的特点是向心性肥胖、满月脸、水牛背、多血质外貌、皮肤紫纹、高血压及糖耐量减退或糖尿病。

◆ 当体重超过标准 10%~20%，一般没有自觉症状。而水肿致体重增加者，增加 10% 即有脸部肿胀、两手握拳困难、双下肢沉重感等自觉症状。体重超过标准 30% 以上才表现出一系列临床症状。

◆ 肥胖症患者临床可表现为内分泌代谢紊乱。空腹及餐后会出现高胰岛素血症，胰岛素水平比正常人约高出 1 倍。由于肥大的细胞对胰岛素不敏感，患者糖耐量水平常较低。血浆氨基酸及葡萄糖均有增高倾向，可形成刺激胰岛 B 细胞的恶性循环，使肥胖加重。甲状腺功能一般正常，如进食过多时，血浆三碘甲状腺原氨酸（T_3）水平可升高，二碘酪氨酸（T_2）水平可偏低，基础代谢率偏低。血浆中皮质醇及 24 小时尿 17-羟-皮质类固醇水平可增高，但昼夜节律正常及地塞米松抑制试验正常。饥饿时或低血糖症时生长激素分泌减少，促进脂肪分解作用减弱。女性患者可有闭经、不育及男性化，男性患者可有阳痿。

◆ 向心性肥胖者有患皮质醇增多症的可能。下半身脂肪异常增加而上半身脂肪萎缩可能是进行性脂肪营养不良。注意有无中枢神经及精神障碍，下丘脑性肥胖可有视野缺损及颅神经损害表现。

◆ 肥胖症患者并发各种并发症时，会出现相应的实验室检查结果异常的表现，如并发心血管疾病时，心电图或 B 超检查可以发现患者有左心室肥厚、心肌劳损；并发呼吸系统疾病时，可出现高碳酸血症；并发糖尿病时，可以出现血糖水平升高，尿糖阳性等一系列表现。

（二）诊断

	是	否
1. 长期临床随访及相关检查发现，NAFLD 患者疾病进展速度主要取决于初次肝活组织检查组织学类型。	☐	☐
2. 年龄大于 50 岁、肥胖（特别是内脏性肥胖）、高血压、2 型糖尿病、丙氨酸氨基转移酶（ALT）增高、天冬氨酸氨基转移酶（AST）与 ALT 比值大于 1 以及血小板计数减少等指标是 NASH 和进展性肝纤维化的危险因素。	☐	☐
3. 在 NAFLD 漫长病程中，单纯性脂肪肝为 NASH 转变为肝硬化的必经阶段。	☐	☐
4. 与慢性丙型肝炎和酒精性肝炎相比，NASH 患者肝纤维化进展相对缓慢，失代偿期肝硬化和肝细胞癌通常发生于患 NASH 的中青年。	☐	☐
5. 在胰岛素抵抗患者中，NAFLD 是发生 NASH 和肝硬化的前提条件。	☐	☐
6. 发生脂肪变性的肝脏作为供肝用于移植时，易发生原发性移植肝脏无功能。	☐	☐
7. 近期体重和腰围的增加与 NAFLD 发病有关，体重比 BMI 更能准确预测脂肪肝。	☐	☐
8. NAFLD 的形成学说为"两次打击"学说，胰岛素抵抗是疾病进展的关键。	☐	☐
9. 胰岛素抵抗被认为是导致肝脏脂质过度沉积的原发病因。	☐	☐
10. 代谢综合征的中心环节是胰岛素抵抗。	☐	☐
11. 有效的体重管理可产生包括心血管在内的健康益处，可增加患者的预期寿命。	☐	☐
12. 肥胖症患者一旦发生胰岛素抵抗，脂肪细胞便不能正常积聚脂肪酸。	☐	☐
13. 用男性腰围>94cm，女性>80cm 作为评价肥胖的标准，其测量的敏感性和特异性均≥96%。	☐	☐
14. 在年长男性中，以控制腰围为基础的体重控制方案比单纯控制体重更加有用。	☐	☐
15. 可以采用直接测定体内脂肪含量的方法来判断一个人是否肥胖。	☐	☐

答案：
 1. 是　　2. 是　　3. 否　　4. 否　　5. 是　　6. 是　　7. 否　　8. 否　　9. 是
10. 是　　11. 是　　12. 是　　13. 是　　14. 是　　15. 是

重点提示：

◆ 在 NAFLD 漫长病程中，NASH 为单纯性脂肪肝转变为肝硬化的必经阶段。

◆ 与慢性丙型肝炎和酒精性肝炎相比，NASH 患者肝纤维化进展相对缓慢，失代偿期肝硬化和肝细胞癌通常发生于患 NASH 的老年人。

◆ 在胰岛素抵抗患者中，NAFLD 是发生 NASH 和肝硬化的前提条件；脂肪变性的肝脏对肝脏毒性物质、缺血或缺氧的耐受能力下降，NAFLD 患者的肝脏作为供肝用于移植时，易发生原发性移植肝脏无功能。

◆ 近期体重和腰围的增加与 NAFLD 发病有关，腰围比 BMI 更能准确预测脂肪肝。

◆ NAFLD 的发生目前提出一种"两次打击"学说，即首次打击主要是胰岛素抵抗，引起良性的肝细胞内脂质沉积；第二次打击主要是氧应激和脂质过氧化，是疾病进展的关键。

◆ 中心性肥胖、2 型糖尿病或糖调节功能受损、血脂异常紊乱及高血压在人体集结表现为代谢综合征，代谢综合征的中心环节同样也是胰岛素抵抗，胰岛素抵抗被认为是导致肝脏脂质过度沉积的原发病因，目前日益增多的脂肪肝的病因主要是与胰岛素抵抗密切相关的 NAFLD。

◆ 肥胖症患者多伴有胰岛素抵抗，一旦发生胰岛素抵抗，脂肪细胞便不能正常积聚脂肪酸，循环中游离脂肪酸（FFA）水平升高。FFA 水平升高首先使肝脏中甘油三酯（TG）生成的增加，并进一步导致运输内源性 TG 的脂蛋白——极低密度脂蛋白（VLDL）生成增加。

◆ 任何年龄，躯体脂肪过多都可能使死亡率升高，但是，在年长男性中，以控制腰围为基础的体重控制方案可能比单纯控制体重更加有用。

◆ 可以采用直接测定体内脂肪含量的方法来判断一个人是否肥胖，比如通过 CT、磁共振等方法直接测量身体内的脂肪含量。根据测得的结果男性脂肪含量超过 25%，女性超过 30% 即可以考虑为肥胖。

	是	否
16. 皮肤褶厚度测定法中，皮肤两侧间的厚度男性超过 60mm，女性超过 80mm 就可以考虑为肥胖了。	□	□
17. 体重是反映脂肪总量和脂肪分布的重要指标。	□	□
18. 腹型肥胖的人比较容易发生糖尿病及心血管疾病。	□	□
19. 在女性肥胖症患者中，臀围较大的人发生心脏疾病的危险性较低。	□	□
20. 腰臀比比值大的人，比较容易发生高血脂、糖尿病、高血压及冠心病等疾病。	□	□
21. 1~6个月婴儿的标准体重（g）= 出生体重（g）+月龄×400。	□	□
22. 7~12个月婴儿的标准体重（g）= 出生体重（g）+月龄×600。	□	□
23. 1 岁以上幼儿的标准体重（kg）= 年龄×2+8。	□	□
24. 计算体质指数判断肥胖是目前比较最常用的方法。	□	□
25. 成年男性的正常 BMI 一般在 20~25 之间；成年女性正常 BMI 一般在 20~24 之间。	□	□
26. 儿童肥胖的诊断与成人的标准是不一样的。	□	□
27. 身高标准体重法同样适用于评价 10 岁以上儿童的肥胖。	□	□
28. 身高标准体重法被认为是诊断 10 岁以下儿童肥胖的最好的指标。	□	□
29. 目前诊断腹型肥胖的直接方法是影像技术。	□	□
30. 计算机体层成像（CT）可进行全身脂肪定量的检查。	□	□
31. 目前认为腰围>90cm（男）或 80cm（女），腰臀比>0.9（男）或 0.8（女），就可以诊断为腹型肥胖了。	□	□
32. 颈围的测量是将皮尺放在颈前喉结的地方，后面放在第 7 颈椎，也就是低头时颈椎最突出的地方，进行测量。	□	□
33. 新三围目前应该作为肥胖，尤其是中心性肥胖的重要判断指标。	□	□

答案：

16. 否 17. 否 18. 是 19. 是 20. 是 21. 否 22. 否 23. 是 24. 是
25. 是 26. 是 27. 否 28. 是 29. 是 30. 是 31. 是 32. 是 33. 是

重点提示：

◆ 皮肤褶厚度测定法：一般选取上臂后面的皮肤，以手指将皮肤提起，测定皮肤两侧间的厚度，目前认为男性超过 51mm，女性超过 70mm 就考虑肥胖了。

◆ 腰围是反映脂肪总量和脂肪分布的重要指标。

◆ 腰臀比反映了身体脂肪的分布情况，该比值越大，说明脂肪主要分布在腹部，比较容易发生高血脂、糖尿病、高血压及冠心病等疾病。

◆ 婴儿和儿童体重标准为：1~6 个月婴儿标准体重（g）＝出生体重（g）+月龄×600；7~12 个月婴儿标准体重（g）＝出生体重（g）+月龄×500；1 岁以上幼儿标准体重（kg）＝年龄×2+8。

◆ 计算体质指数判断肥胖这种方法是目前比较最常用的方法。体质指数简称 BMI＝体重/身高^2，这里体重的单位是千克（kg），身高的单位为米（m）。成年男性的正常 BMI 一般在 20~25 之间；成年女性正常 BMI 一般在 20~24 之间。

◆ 身高标准体重法认为是评价 10 岁以下儿童肥胖的最好指标。这种方法是以身高为标准，采用同一身高人群的第 80 百分位数作为该身高人群的标准体重。当超过该标准体重的 20%~29% 为轻度肥胖，30%~49% 为中度肥胖，50% 以上为重度肥胖。由于 10 岁以上的儿童，身体形态指标和身体成分发生了较大变化，身高和体重的变化很大，这种方法对其就不适用了。

◆ 目前诊断腹型肥胖的直接方法是影像技术，这种方法能更精准地判定皮下脂肪与内脏脂肪的比例，而这种比例能更精确地判定肥胖的危害。

◆ 计算机体层成像（CT）可进行全身脂肪定量的检查。根据脐水平的断层像可求得皮下脂肪面积（S）和内脏脂肪面积（V），从而进行脂肪分布的判定。

◆ 现在"三围"的概念已经发生了变化，最新的三围包括颈围、腰围及臀围。新三围目前应该作为肥胖，尤其是中心性肥胖的重要判断指标。

	是	否
34. 从诊断学角度看，可以将肥胖分为继发性肥胖和单纯性肥胖两类。	☐	☐
35. 根据肥胖发生的年龄、体重增加的速度、脂肪的分布部位等因素的差异，可以将单纯性肥胖分为体质性肥胖和获得性肥胖两种。	☐	☐
36. 某肥胖症患者，病史、体检和实验室检查已排除其他已知疾病引起的肥胖，实测体重超过标准体重的 20% 以上，脂肪百分比超过 30%，体重指数超过 24。该患者可诊断为单纯性肥胖。	☐	☐
37. 苹果形体型在女性中特别是怀孕后妇女较为多见。	☐	☐
38. 苹果形体型较常见，主要因为运动减少，多见于长期从事办公室工作的人群。	☐	☐
39. 科学研究发现，苹果形体型肥胖的人，糖尿病、高血压、高血脂、冠心病等疾病的发生率远远高于正常人及梨形体型肥胖的人。	☐	☐
40. 肥胖症的常规检查包括：实测体重、体重指数、肥胖体形、脂肪百分比、B 超检查、皮脂厚度、血压、水代谢检查、抗利尿激素测定。	☐	☐
41. 超重和肥胖是两个近似相同的概念。	☐	☐
42. 头颅及全身 CT 或磁共振成像（MRI）检查可发现垂体瘤、其他颅内肿瘤以及肾上腺、胰腺、卵巢等部位肿瘤，为目前常用的无创伤性检查。	☐	☐
43. 大剂量（8 毫克/日）地塞米松抑制试验用于鉴别单纯性肥胖与皮质醇增多症。	☐	☐
44. 小剂量（2 毫克/日）地塞米松抑制试验用于鉴别皮质醇增多症为原发于肾上腺肿瘤（库欣综合征）还是继发于垂体及下丘脑病变。	☐	☐
45. 一般单纯性肥胖表现为皮肤菲薄，有瘀斑及典型紫纹，X 线检查蝶鞍扩大，尿 17-羟-皮质类固醇明显增高，血浆皮质醇明显增高，但保持正常昼夜分泌节律。	☐	☐
46. 小儿以超过同年龄、同身长平均体重 2 个标准差以上为肥胖。	☐	☐
47. 糖耐量试验是鉴别生理性与病理性肥胖较实用的方法。	☐	☐

答案:

34.是　35.是　36.是　37.否　38.是　39.是　40.否　41.否　42.是
43.否　44.否　45.否　46.是　47.是

重点提示:

◆ 单纯性肥胖为人们常见的肥胖,但诊断单纯性肥胖必须具备以下条件才能确诊,主要包括:①病史、体检和实验室检查可排除其他已知疾病引起的肥胖(继发性肥胖);②实测体重超过标准体重的20%以上,脂肪百分比超过30%,体质指数超过24。

◆ 梨形体型的肥胖症患者脂肪主要集中在下半身,与梨子形状相似,故称之为梨形身材。身材特征:下半身比上半身结实,上半身细瘦,赘肉主要集中在臀部以及大腿。女性中特别是怀孕后妇女较为多见,故有人也称之为雌性型肥胖。

◆ 苹果形体型的肥胖症患者脂肪主要集中在腰部、背部等上半身,双下肢纤细。这种体型较为常见,主要因为运动减少,多见于长期从事办公室工作的人群。

◆ 肥胖症的常规检查:实测体重,体重指数,肥胖体型,脂肪百分比,B超检查,皮脂厚度,血压。实验室检查:①血脂包括胆固醇、甘油三酯、脂蛋白测量(高密度脂蛋白);②血糖测定包括测量血糖、血胰岛素、葡萄糖耐量;③肝脏B超,肝功能检查;④水代谢检查,抗利尿激素测定;⑤性激素测定:雌二醇、睾酮、黄体生成激素(LH),卵泡刺激素(FSH);⑥心血管检查,如心电图、心功能、甲皱微循环等。

◆ 超重是指体重超过正常标准,肥胖是指机体脂肪过多,严格地讲,两者是完全不同的概念,超重者不一定就是肥胖,肥胖者不一定超重。例如,人进入老年,肌肉组织相对减少,脂肪组织增多,已达肥胖水平,但体重还在正常范围内。

◆ 小剂量(2毫克/日)地塞米松抑制试验用于鉴别单纯性肥胖与皮质醇增多症;大剂量(8毫克/日)地塞米松抑制试验用于鉴别皮质醇增多症为原发于肾上腺肿瘤(库欣综合征)还是继发于垂体及下丘脑病变。

◆ 一般单纯性肥胖患者无向心性肥胖,其皮肤菲薄,有瘀斑及典型紫纹,X线检查蝶鞍无扩大,尿17-羟-皮质类固醇较少明显增高,血浆皮质醇无明显增高,且保持正常昼夜分泌节律。而皮质醇增多症中的血皮质醇晨间基础值高于正常、节律消失。

◆ 糖耐量试验是鉴别生理性与病理性肥胖较实用的方法。成年肥胖可有糖耐量降低,而小儿肥胖一般无此改变。

四、肥胖症的治疗

（一）饮食治疗

	是	否
1. 饮食治疗首先要掌握的原则为：饮食和运动相结合，并持之以恒不间断，营养搭配合理。	□	□
2. 目前常用的饮食治疗方法包括：改变热量吸收状态，不平衡的低热量饮食，全部禁食及调节性禁食法，均衡低热量饮食法，超低热量饮食，改变摄食行为等方法。	□	□
3. 饮食治疗中要合理控制热量摄入，每日的热量摄入要达到负平衡。	□	□
4. 饮食治疗中要保证饮食有足够的维生素和矿物质的供应。	□	□
5. 对于成年中度以上的肥胖症患者，可以每月逐步减肥0.5~1.0kg 为目标，即与正常供给量相比，每天少供给热量523~1 046kJ（125~250kcal）的标准来确定其每日三餐饮食的供热量。	□	□
6. 肥胖者饮食脂肪的供热量应控制在占饮食总热量的30%~35%为宜。	□	□
7. 肥胖者饮食胆固醇的量，通常以每人每天少于 300mg 为宜。	□	□
8. 生酮高脂肪低碳水化合物饮食有利于肥胖者减肥。	□	□
9. 为防止酮症和出现负氮平衡，肥胖者的碳水化合物供给应控制在占总热量40%~55%为宜。	□	□
10. 肥胖者饮食中的食物纤维可不加限制，以每人每天食物纤维供给量不低于12g 为宜。	□	□
11. 对于肥胖者来说，蛋白质摄入越多越好。	□	□
12. 对于采用低能饮食的中度以上肥胖者，应选用高生物效价蛋白，如牛奶、鱼、鸡、鸡蛋清、瘦肉等。	□	□
13. 肥胖者应限制食盐和嘌呤的摄入量。	□	□

答案：

　1. 是　　2. 是　　3. 是　　4. 是　　5. 否　　6. 否　　7. 是　　8. 是　　9. 是
10. 是　　11. 否　　12. 是　　13. 是

重点提示：

◆肥胖症饮食治疗主要包括以下几个方面：①合理控制热量摄入，每日的热量摄入要达到负平衡，即摄入的热量要少于消耗的能量；②限制脂肪、糖类（碳水化合物）及食盐和嘌呤的摄入；③保证饮食有足够的维生素和矿物质的供应；④合理的烹调方法及规律的餐次。

◆对成年中度以上的肥胖者，由于其潜在肥胖的趋势较大，且常食欲亢进及贪食含热量高的食物，同时因肥胖限制其体力活动，使其热量消耗又进一步减少，形成了恶性循环，以致其肥胖的趋势往往难于遏止。为了打破这种格局，必须严格限制热量，以每周减少体重 0.5~1.0kg，每天热量减少 2301.2~4602.4kJ（550~1 100kcal）为宜，并应适当从严控制。

◆饮食脂肪具有较强的饱腻作用，能使食欲下降，为使饮食含热量较低而耐饿性较强，故不可对饮食脂肪限制得过于苛刻。所以，肥胖者饮食脂肪的供热量应控制在占饮食总热量的 25%~30% 为宜，任何过多或过少的脂肪供给都不可取。至于饮食胆固醇的供给量则应与正常要求相同，通常以每人每天少于 300mg 为宜。

◆肥胖者在采用生酮高脂肪低碳水化合物饮食的初期，均可使体重明显下降，但这种体重减轻是由早期酮症引起的大量水–盐从尿中排出的结果。正因为这样，这种饮食最终不但不能达到所预期的目的，而且还会导致高脂血症与动脉硬化的发生与发展；或者由于整个代谢性内环境的严重紊乱，使肾脏和大脑受到损伤，尤其是可使肾病患者的肾脏代偿功能进一步失调，甚至可导致死亡，目前已不提倡这种极端的治疗方法。

◆肥胖就是热量摄入超标的结果，过多的热量无论来自何种能源物质，都可引起肥胖，食物蛋白当然也不例外。高蛋白质营养过度还会导致肝、肾功能损害，故严格限制饮食热量供给时，蛋白质的供给量不宜过高。

◆肥胖者应限制食盐和嘌呤的摄入量。食盐能引起口渴和刺激食欲，并能增加体重，多食不利于肥胖症治疗，故每天摄入食盐以 3~5g 为宜。嘌呤可增进食欲，加重肝脏、肾脏代谢负担，故应对含高嘌呤的动物内脏加以限制，如动物肝脏、心脏、肾脏等。

	是	否
14. 住院的成年中度以上的肥胖者热量限制常从 1 000kcal 开始，以后再酌情逐步下降。	□	□
15. 对于处在平衡稳定阶段的轻度肥胖者，为使其每月能稳步减肥 0.5~1.0kg，除了严格限制零食、糖果、酒类外，只需要在原来的基础上，每天减少 25g 粮食和增加 15~20 分钟慢跑活动即可。	□	□
16. 使人体对热量吸收处于不完全的状态，是降低体内脂肪重量的一种方法。	□	□
17. 多聚蔗糖可以在饮食中代替脂肪，并且产生热量。	□	□
18. 多聚蔗糖，可以在饮食中代替脂肪，但不产生热量。	□	□
19. 糖苷酶抑制剂是天然食物中的大分子物质制剂，可以抑制碳水化合物的水解。	□	□
20. 均衡低热量饮食法是目前认为最好的饮食治疗方案。	□	□
21. 具有利尿作用，故具有良好的减肥作用的蔬菜主要包括：黄瓜、冬瓜、南瓜、丝瓜、葫芦、萝卜、大白菜、小白菜、芹菜、菠菜、苋菜、莴苣、竹笋、扁豆、豆芽、茭白、番茄。其他有减肥作用的食物如绿豆、玉米、豆腐等。	□	□
22. 肥胖症患者在控制热量减肥时，每日应至少每千克体重供给 2g 蛋白质，一般可按每千克体重 2.2~2.5g 掌握。	□	□
23. 在减肥膳食中烹调用油以含不饱和脂肪酸较多的植物油为好。	□	□
24. 减肥时应采用低碳水化合物膳食，碳水化合物每日供给量以 100~500g 为宜，但不宜少于 50g。	□	□
25. 定量、定时是保护、调养消化功能的方法，也是饮食养生的一个重要原则。	□	□
26. 三餐要按照"早饭宜好，午饭宜饱，晚饭要少"的原则进行。	□	□
27. 肥胖症患者控制肥胖时，不必拒绝肉类。	□	□

答案:

14. 否　15. 是　16. 是　17. 否　18. 是　19. 是　20. 是　21. 是　22. 否
23. 是　24. 否　25. 是　26. 是　27. 是

重点提示:

◆ 临床实践表明,住院的成年中度以上的肥胖者,每天饮食供热量超过1500kcal 时,对于减肥一般往往无效。故热量限制常从 1500kcal 开始,以后再酌情逐步降至 1300kcal 与 1000 kcal。

◆ 使人体对热量吸收处于不完全的状态,是降低体内脂肪重量的一种方法。可以选用实际上不能为人体吸收的脂肪代用品,如多聚蔗糖,可以在饮食中代替脂肪,但不产生热量;过氟酰溴化物是人工合成的惰性化合物,可以覆盖在胃肠道的表面而阻止脂肪吸收;也有天然食物中的大分子物质制剂,如糖苷酶抑制剂,可以抑制碳水化合物的水解。但是这几种制剂的效果都不甚理想,且有一定的不良反应,因而没有被人们所接受。

◆ 蛋白质在控制热量减肥时,每日应至少每千克体重供给 1g 蛋白质,一般可按每千克体重 1.2~1.5g 掌握,尤其要供给充分的优质蛋白质,如瘦肉、鱼、虾、脱脂奶、豆制品、家禽等。

◆ 在减肥饮食中脂肪的热量比以低于 30% 为宜,烹调用油以含不饱和脂肪酸较多的植物油为好,应尽量减少含饱和脂肪酸较多的动物性脂肪的摄入,如肥肉、动物油脂等。

◆ 减肥时应采用低碳水化合物饮食,碳水化合物每日供给量以 100~200g 为宜,但不宜少于 50g,否则会因体脂过度动员,而出现酮症酸中毒。

◆ 三餐要按照"早饭宜好,午饭宜饱,晚饭要少"的原则进行。上午是脑力和体力劳动的关键时间,若早饭质量不好或空腹上班,上午工作时就会使人感到饥肠辘辘,大脑兴奋性降低,注意力不集中,使工作和学习效率降低。午饭具有承上启下的作用。上午的活动告一段落,下午仍需继续进行;白天能量消耗较大,应当及时得到补充,所以,午饭要吃饱。晚上睡眠,活动量小,故不宜多食。

◆ 由于胆固醇是制造肾上腺皮质激素的重要原料,而肾上腺皮质激素是激烈运动时人体所必需的一种内分泌物质,如果缺乏这种激素,整个人便会觉得疲惫懒散而不太想动,这样一来,反而会导致肥胖症或其他疾病的发生。所以进行均衡膳食减肥法时,不必忌讳动物性脂肪。

	是	否
28. 肥胖症患者控制体重时，严禁摄取甜食、酒及糖分高的水果。	☐	☐
29. 肥胖症患者控制体重时，可自由饮用白开水、茶、不加糖的柠檬汁及黑咖啡。	☐	☐
30. 减少淀粉的摄取量，是减肥的一种必要手段，但是也不必矫枉过正地完全排斥含有淀粉的食物。	☐	☐
31. 减肥时应均衡地摄取酸、碱性的食物。	☐	☐
32. 进行均衡饮食减肥计划时，应该尽量减少调味料。	☐	☐
33. 平性食物为人的饮食基础，阳性和阴性食物为调和人的膳食平衡所不可缺少的食物。	☐	☐
34. 苹果有丰富的果胶，可改善胃肠功能，加速排毒功效并可减少热量吸收。	☐	☐
35. 苹果含钾多，可以防止腿部水肿。	☐	☐
36. 葡萄柚酸性物质可以帮助消化液的增加，从而可促进消化，而且使营养也容易被吸收。	☐	☐
37. 番茄含有茄红素、食物纤维及果胶成分，可以减少热量摄取，促进胃肠蠕动。	☐	☐
38. 菠萝一定要在饭后吃才不会伤胃。	☐	☐
39. 对于常便秘、肌肤干燥者，香蕉是其最佳水果。	☐	☐
40. 吃西芹可以起到瘦脸的效果。	☐	☐
41. 吃草莓可以起到瘦腰的效果。	☐	☐
42. 吃白萝卜可以起到瘦大腿的效果。	☐	☐
43. 在饭前吃一个番茄可以起到瘦小腹的效果。	☐	☐

答案:

28. 是　29. 是　30. 是　31. 是　32. 是　33. 是　34. 是　35. 是　36. 是
37. 是　38. 是　39. 是　40. 是　41. 是　42. 是　43. 是

重点提示:

◆ 喜欢吃甜食的人，虽然正餐时所吃的饭很少，但却很容易发胖。主要是由于营养不均衡，其摄入的热量早已超过正常所需的量，才造成了肥胖现象的出现。酒是一种消化及吸收都十分快速的优质热量来源，不过酒精会保留身体中的水分，因此会使体重增加，所以减肥时应严禁喝酒。采取 9 种均衡膳食减肥法时，水果所含的维生素已包含在 9 种食物中，所以不必再特意吃水果，而且水果含有大量的果糖，也会导致发胖及皮肤粗糙的不良后果。

◆ 减肥时，可敞开饮用白开水、茶、不加糖的柠檬汁及黑咖啡，只要膳食的营养能够均衡，而且身体也能够发挥正常的功能，则多余的水分，会借着流汗及排泄而自然地排出体外。

◆ 减少淀粉的摄取量，是减肥的一种必要手段，但是也不必矫枉过正地完全排斥含有淀粉的食物。其实只要所摄取的分量不超过食谱中所规定的标准，都可以自由地搭配食用。如果长期缺乏淀粉，身体就会因为缺少 B 族维生素，而出现轻微的脚气病，所以节食者应适量地摄取含胚芽的淀粉食物。

◆ 菠萝的蛋白分解酶作用相当强，可以帮助肉类的蛋白质消化，但是如果在餐前吃，很容易造成胃壁的损伤。因此利用菠萝来瘦身一定要注意食用时间。

◆ 香蕉含有丰富的食物纤维、维生素 A、钾等，有清肠、强化肌肉、利尿软便功能。对于常便秘、皮肤干燥者，香蕉是款使其又瘦又美的水果。

◆ 芹菜中食物纤维含量相当高，所以更需要运动脸部肌肉用力咀嚼。一大棵西芹中大概含有 4~5kcal 的热量，但是咀嚼它反而需要消耗 5~8kcal 的热量，进入胃肠又需要大约 5kcal 的热量。这样，消化芹菜所需的热量就超过了它本身提供的热量，吃芹菜可以称得上是"越吃越瘦"。

◆ 草莓中含有一种叫天冬氨酸的神奇物质，它能自然平缓地除去腰部多余水分，慢慢溶解腰部堆积的脂肪，可帮助身体消脂。

◆ 白萝卜含有的辛辣成分芥子油，具有促进脂肪类物质更好地进行新陈代谢的作用，可避免脂肪在皮下堆积。白萝卜对付大腿脂肪是最合适不过的了。

◆ 番茄所富含的食物纤维可以吸附肠道内的多余脂肪，从而可将油脂排出体外。在饭前吃一个番茄，更可以阻止脂肪被肠道吸收，使我们远离小肚腩的烦恼。

	是	否
44. 黑枣不能在睡前过多食用，患有慢性胃肠疾病的人最好不要食用。	□	□
45. 空腹吃西红柿会造成急性胃扩张而使人感到胃胀痛。	□	□
46. 空腹吃柿子会引起恶心、呕吐、心口痛、胃扩张、胃溃疡，甚至胃穿孔、胃出血等症状和疾病。	□	□
47. 苹果、猕猴桃、柠檬、李子、樱桃、柑橘类等含糖指数较低的水果，是减肥族在搭配水果餐时的较佳选择。	□	□
48. 在进餐前 20~40 分钟吃一些水果或饮用 1~2 杯果汁，可以防止进餐过多而导致肥胖。	□	□
49. 菠萝、猕猴桃、柠檬、山楂等水果应该在餐前 1 小时进食。	□	□
50. 大豆能预防和治疗肥胖症、动脉硬化等多种疾病，是心脑血管疾病患者的最佳食物。	□	□
51. 要想减少脂肪，营养学家认为，一种以水果、蔬菜、谷物、橄榄油和适度脂肪构成的地中海式饮食是减肥和日常生活保健的最佳选择。	□	□
52. 维生素 B_1、维生素 B_6 及烟酸是脂肪分解的"催化剂"。	□	□
53. 肥胖与某些微量营养元素缺乏有关。	□	□
54. 对于身体较胖者在炎热夏季要多采取热食。	□	□
55. 肥胖儿童每天吃一片小儿复合维生素，对身体大有益处。	□	□
56. 老年肥胖者需要强调低热量饮食。	□	□
57. 对大多数人来说，更为现实的减肥疗法就是限制饮食。	□	□

答案：

44. 是　45. 是　46. 是　47. 是　48. 是　49. 否　50. 是　51. 是　52. 是
53. 是　54. 否　55. 是　56. 是　57. 是

重点提示：

◆ 黑枣含有大量果胶和鞣酸，易和胃酸结合，出现胃内硬块。特别不能在睡前过多食用，患有慢性胃肠疾病的人最好不要食用。

◆ 西红柿含有大量的柿胶酚、果胶、可溶性收敛剂等成分，如果空腹吃，容易与胃酸发生反应，凝结成不易溶解的块状物。这些硬块可将幽门堵塞，使胃里的压力升高，造成急性胃扩张而使人感到胃胀痛。

◆ 柿子中所含的柿胶酚、胶质、果胶和可溶性收敛剂会和空腹时胃中的大量胃酸反应发生胃柿石症，引起恶心、呕吐、心口痛、胃扩张、胃溃疡，甚至胃穿孔、胃出血等症状和疾病。

◆ 在进餐前20~40分钟吃一些水果或饮用1~2杯果汁，可以防止进餐过多而导致肥胖。因为水果和果汁中富含的果糖和葡萄糖，可快速被机体吸收，从而可提高血糖浓度，降低食欲。水果的粗纤维还可让胃部有饱胀感。另外，餐前进食水果，可显著减少人体对脂肪性食物的需求，可间接地阻止过多脂肪在体内固积。

◆ 富含蛋白酶的菠萝和猕猴桃及富含有机酸的柠檬、山楂等水果，有促进消化的作用，对于这类水果可在餐后1小时左右再吃。

◆ 热食可增加人体热量。吃冷食要先经过热化才进入消化过程，因此要多消耗一部分热量。对于身体较胖者在炎热夏季要多采取冷食。

◆ 维生素是维持儿童生长发育及调节生理功能所必需的物质。肥胖儿童通常不愿意吃蔬菜，容易引起维生素C不足，可出现鼻腔黏膜出血及牙龈出血。与此同时，在小儿减肥过程中，由于动物性脂肪摄入减少，维生素A、维生素D、维生素E、维生素K等脂溶性维生素摄入相对不足，如果不及时加以补充，就会出现相应的缺乏症。所以营养专家建议，肥胖儿童应每天吃一片小儿复合维生素。

◆ 老年肥胖症、高血压、心脏病和糖尿病从某种意义上说，都或多或少的与饮食中总热量的供给有直接或间接关系。因此，进入了老年，应该首先考虑适当减少饮食中的总热量供给，以消除患上述几种疾病的隐患。

◆ 对大多数人来说，更为现实的减肥疗法就是限制饮食。限制饮食就是提倡饮食八成饱。研究表明，限制饮食可使人体自主神经、内分泌及免疫系统受到冲击，进而可调节机体免疫功能，并可维持神经系统平衡。

	是	否
58. 饮茶可以降低血脂和胆固醇水平。	☐	☐
59. 对肥胖症，高脂血症、高血压伴有肥胖的患者来说，常吃黄瓜大有益处。	☐	☐
60. 黄瓜中含有丙醇二酸，有防止人体发胖的作用。	☐	☐
61. 兔肉有清热生津、补中益气、凉血解毒的功效。	☐	☐
62. 兔肉对防止胆固醇在血管壁上的沉积，减少动脉粥样硬化的发生有重要作用。	☐	☐
63. 黄鳝有补虚损、壮肾阳、通血脉、祛风湿之功效。	☐	☐
64. 鳝鱼心脏中含有降血压的物质。	☐	☐
65. 黄鳝的黄鳝鱼素 A 与黄鳝鱼素 B 有降血糖作用。	☐	☐
66. 鲤鱼含有大量不饱和脂肪酸，具有降低胆固醇的作用。	☐	☐
67. 黑木耳有降压、减肥、益胃、润燥的功能。	☐	☐
68. 黑木耳炒大白菜对冠心病、肥胖症、高血压、老年病等疾病有一定的疗效。	☐	☐
69. 芝麻含有丰富的维生素 C，具有延年益寿的作用。	☐	☐
70. 蘑菇中含有丰富的微量元素硒，对人体心脑血管系统有重要的保护作用。	☐	☐
71. 魔芋少吃就可给人以饱腹感，是减肥的理想食品。	☐	☐
72. 红糖具有防治血管硬化和防止肥胖的功效。	☐	☐
73. 绿豆可以降低胆固醇、中性脂肪含量，并能减少动脉中的粥样硬化斑块。	☐	☐
74. 玉米可用于防治高血压、胆囊炎、糖尿病。	☐	☐
75. 玉米有降低血清胆固醇水平的作用和一定的减肥作用。	☐	☐
76. 荞麦面含有较多的脂肪，其脂肪中含有 9 种脂肪酸，其中最多的是油酸和亚油酸。	☐	☐

答案：

58.是　59.是　60.是　61.是　62.是　63.是　64.是　65.是　66.是
67.是　68.是　69.否　70.是　71.是　72.是　73.是　74.是　75.是
76.是

重点提示：

◆ 饮茶可以降低血脂和胆固醇水平，是由于茶叶中含有大量的维生素 C 和茶多酚。茶多酚能溶解脂肪，而维生素 C 则具有促进胆固醇排出的作用。

◆ 黄瓜有降胆固醇、解毒、利尿的作用。黄瓜中含有比较多的纤维素，对促进腐败食物的排泄和降低胆固醇水平有一定作用。黄瓜中还含有丙醇二酸，可以抑制糖类物质转化为脂肪，对肥胖症，高脂血症、高血压伴有肥胖的患者来说，常吃黄瓜大有益处。

◆ 兔肉有清热生津、补中益气、凉血解毒的功效。兔肉中含磷脂多，胆固醇少，磷脂与胆固醇之比约为 23：1。对防止胆固醇在血管壁上的沉积，减少动脉粥样硬化的发生有重要作用。

◆ 芝麻有补肝肾、安五脏、补中益气的功效，久服轻身不老。维生素 E 具有促进细胞分裂和延缓细胞衰老的作用。芝麻含有丰富的维生素 E，具有延年益寿的作用。

◆ 蘑菇具有明显的降血脂作用，能补益脾胃，滋阴养肝。蘑菇中含有丰富的微量元素硒，对人体心脑血管系统有重要的保护作用。

◆ 魔芋有减肥作用，可减少体内胆固醇含量，防止高血压及冠状动脉粥样硬化的发生。魔芋中含有大量的纤维素能促进胃肠蠕动，可润肠通便，防止便秘，减少肠道对脂肪的吸收。魔芋中的葡萄甘露聚糖能吸收水分而发生膨胀，体积可增大 30~100 倍，因此，少吃就可给人以饱腹感，是减肥的理想食品。

◆ 绿豆有清热、解毒、消暑、利尿消肿及减肥作用，可以降低胆固醇水平，减少中性脂肪的含量，还能减少动脉中的粥样斑块。

◆ 玉米有开胃、利尿、利胆的作用，可用于防治高血压、胆囊炎、糖尿病。玉米中含有丰富的钙、磷、硒、卵磷脂及维生素 E，有降低血清胆固醇水平的作用和一定的减肥作用。

◆ 荞麦面含有较多的脂肪，其脂肪中含有 9 种脂肪酸，其中最多的是油酸和亚油酸。油酸在人体内可以合成花生四烯酸，它有降血脂作用。

	是	否
77. 以麸皮为主要成分的系列食品是糖尿病患者最理想的高纤维食品。	☐	☐
78. 节食减轻体重是治疗肥胖症并发糖尿病患者的主要措施。	☐	☐
79. 肥胖症患者宜食用富含纤维素的食品。	☐	☐
80. 肥胖症患者在进行饮食调配时应注意每天总热量不少于 1004kcal。	☐	☐
81. 节食减肥主要是严格控制糖类，适当减少脂肪和蛋白质的摄入。	☐	☐
82. 高蛋白质、中脂肪、低糖的饮食结构，既有利于减肥，又不会影响健康。	☐	☐
83. 粮食类减肥食物主要有玉米、薏米、大豆、赤豆、麦片等。	☐	☐
84. 茎叶类蔬菜中，有利于减肥的主要有白菜、油菜、花菜、芹菜、菠菜、韭菜、生菜、空心菜等。	☐	☐
85. 根茎类蔬菜中，与减肥相关的有白萝卜、胡萝卜、莴苣、竹笋、大蒜头、洋葱头等。	☐	☐
86. 含单一非结合性脂肪的玉米油和橄榄油，具有降低低密度脂蛋白水平的作用，是减肥健美的理想食用油。	☐	☐
87. 肥胖症伴糖尿病患者可以经常吃西瓜，也可用西瓜皮、冬瓜皮、枸杞子各 30g，党参 9g，加水煎服，每日 1~2 次。	☐	☐
88. 醋，所含氨基酸既能干扰脂肪的合成，起到消耗身体脂肪的作用，又可以使糖类、蛋白质的新陈代谢顺利进行，故有良好的减肥效果。	☐	☐
89. 醋黄豆有助于减肥和防治动脉硬化、冠心病以及其他心脑血管疾病。	☐	☐
90. 肥胖症患者的饮水量每日应在 1000~1500ml。	☐	☐
91. 肥胖症并发糖尿病患者可在下午 3~4 点钟吃不超过 100g 的水果。	☐	☐
92. 多吃植物油不会发胖。	☐	☐
93. 肥胖是营养的积聚，所以减肥不能吃有营养的食物。	☐	☐

答案：

77. 是　78. 是　79. 是　80. 是　81. 否　82. 是　83. 是　84. 是　85. 是
86. 是　87. 否　88. 是　89. 是　90. 否　91. 是　92. 否　93. 否

重点提示：

◆ 麸皮含纤维素18%左右，还含有丰富的蛋白质、维生素、矿物质等各种营养素。以麸皮为主要成分的系列食品是糖尿病患者最理想的高纤维食品。富含食物纤维的麸皮食品可影响血糖水平，减少糖尿病患者对胰岛素和降糖药物的依赖性，并且能防止热量过剩及有控制肥胖的作用。

◆ 纤维素主要存在于粮食、水果、蔬菜等植物性食物中，对维持人体健康有重要作用。首先，粗纤维素对肥胖症患者有良好的减肥作用。其次，富含纤维素的食物有通便作用，可降低血液胆固醇水平，还有降血糖和防癌作用。故肥胖症患者宜食用富含纤维素的食品。

◆ 由于减肥消脂过程中不可能不损耗机体蛋白，所以减肥时要求用高蛋白饮食来补充机体蛋白。蛋白质虽然属于产热营养素，但它也是人体生命活动的基本保证，倘若蛋白质摄入不足，就会导致机体免疫功能低下，影响健康。所以，节食减肥主要是严格控制糖类、适当减少脂肪的摄入，而不能减少蛋白质的摄入。

◆ 肥胖症伴糖尿病患者不宜多吃西瓜，可用西瓜皮、冬瓜皮、枸杞子各30g，党参9g，加水煎服，每日1~2次。

◆ 醋黄豆中的皂苷能有效排除血管壁上的脂肪沉着。所以，有助于减肥和防治动脉硬化、冠心病以及其他心脑血管疾病。

◆ 脂肪组织具有滞留大量水分和盐类的特征，容易导致体内残余物质排出减缓而积于组织内。因此，肥胖症患者的饮水量每日应在800~1000ml，超过或低于此范围均为不合适。

◆ 从营养的角度来看，等量的动物油与植物油所含热量是相同的，100g油含有900多千卡的热量，区别在于植物油的胆固醇含量较低，对健康有益。但是用植物油煎炸食物，同样会做出高热量的食物。所以，关键不在于吃什么油，而在于如何食用。

◆ 有些人身体之所以肥胖，并不是单一的脂肪积累，在很大程度上是因为饮食中缺乏能使脂肪转变为能量的营养素。只有身体中的能量得以释放，脂肪才能随之减少。而体内脂肪在转化成各种能量的过程中，需要多种营养素参与。如果缺乏这类营养素，体内的脂肪就不易转化为能量，从而使脂肪在体内积蓄以致肥胖。

（二）运动治疗

	是	否
1. 运动治疗对于肥胖者是最基本、最有效和不良反应最少的治疗方式，而且可以陪伴终生并有益于人体健康和其他疾病的康复和治疗。	☐	☐
2. 实施运动减肥疗法之前，首先要注意运动方式的选择。	☐	☐
3. 对于肥胖者来说，应该选择以无氧代谢为特征的运动。	☐	☐
4. 慢跑、中速以上的步行、游泳、体操、爬山、跳高、球类运动和太极拳等属于有氧代谢的动力性运动。	☐	☐
5. 在众多的减肥方法中，游泳是最安全、最有效、最理想的减肥方法。	☐	☐
6. 水中运动是康复医疗和减肥运动的一种有发展前途的运动方式。	☐	☐
7. 通过运动治疗，每周减轻体重 0.9kg 较适宜。	☐	☐
8. 减肥必须做有氧运动。	☐	☐
9. 等耗热量的低强度长时间有氧运动较中等强度的有氧运动能更好地燃烧脂肪。	☐	☐
10. 有氧运动的特点是强度低、有节奏、可随时中断、持续时间较长。	☐	☐
11. 理想的有氧运动能把心率提高到有效心率范围，并保持 20 分钟以上。	☐	☐
12. 运动疗法中，跑步以慢跑为宜，持续时间应在 20 分钟以上。	☐	☐
13. 跳绳可改善心肺功能、促进新陈代谢、增进健康，能达到很好的减肥健美目的。	☐	☐
14. 运动疗法中，迪斯科的减肥效果最为明显。	☐	☐
15. 迪斯科对于臀部、大腿部位肥胖者的减肥尤为适宜。	☐	☐

答案:

1. 是　2. 是　3. 否　4. 是　5. 是　6. 是　7. 否　8. 是　9. 是
10. 否　11. 是　12. 是　13. 是　14. 是　15. 是

重点提示:

◆ 运动治疗对于肥胖者尤为重要。运动治疗有许多益处: 增加能量消耗, 减轻体重, 减少体脂含量, 增加肌肉成分, 增加心肺适应性, 减少心血管病危险因素, 改善胰岛素敏感性, 增强自我舒适感。运动治疗是最基本、最有效和不良反应最少的治疗方法, 而且可以陪伴终生并有益于人体健康和其他疾病的康复和治疗。

◆ 实施运动减肥疗法之前, 首先要注意运动方式的选择。对于肥胖者来说, 应该选择以有氧代谢为特征的动力性运动。所谓有氧代谢的动力性运动是指慢跑、中速以上的步行、游泳、体操、爬山、跳高、球类运动和太极拳等。此类运动能在运动过程中大量地吸入氧气, 增加肺活量, 并可使交感神经兴奋, 血浆胰岛素减少, 而儿茶酚胺、胰高血糖素和生长激素分泌增加, 从而促进脂肪分解。

◆ 水中运动是减体脂的好方式, 因水有浮力, 可使关节负担减轻, 水中的静水压力作用于体表可使中心血容量增加。人在水中运动时体热容易消除。在水中活动时人的中心血容量可增加700ml, 中心静脉压增高12~18mmHg, 心排血量及每搏输出量增加25%或更多, 还可改善左心室功能, 改善有氧运动能力, 被认为是康复医疗和减肥运动的一种有发展前途的运动方式。

◆ 减轻体重的运动量常根据要减轻的体重数量及速度来决定。很多学者提出每周减轻体重0.45kg较适宜; 每周减轻体重0.9kg在医学上是能接受的, 但不宜超过。即相当于每日减少热量500~1000kcal, 每周累计的热量短缺量为3500~7000kcal。

◆ 由于脂肪代谢的特点为必须是有氧代谢, 因此减肥就必须做有氧运动。有氧运动的特点是强度低、有节奏、不中断、持续时间较长。理想的有氧运动应具备以下特点: ①全面大肌肉群的活动; ②能把心率提高到有效心率范围, 并保持20分钟以上; ③简单易行, 有乐趣, 能终生坚持的运动项目; ④较少受场合、气候的限制。

◆ 不同的跳舞方法运动量有很大的差别。节奏快、动作幅度大的舞蹈减肥效果最好，其中以迪斯科的减肥效果最为明显。跳迪斯科时每小时的运动量相当于跑步 8~9 公里或骑自行车 20~25 公里消耗的热量。跳迪斯科时，腰及臀部摆动幅度较大，臀部及大腿肌肉得到较强的活动锻炼，有利于肌肉发达和减少脂肪，对于臀部、大腿部位肥胖者的减肥尤为适宜。

	是	否
16. 局部肥胖的肥胖症患者，如腹部肥胖宜选立泳、趴泳；背部肥胖宜选仰泳、蛙泳；臀部肥胖宜选自由泳、蝶泳。	☐	☐
17. 减肥健美操每次运动时间需要逐渐增加到 30 分钟以上才能有效果，一般每次消耗 1 255.2kJ（300kcal）热量的运动强度较为适宜。	☐	☐
18. 对于肥胖症患者，柔道、举重等运动不可取。	☐	☐
19. 控制老年人肥胖时，不主张老年人食用极低能量的膳食或含蛋白质极少的膳食，不宜让老年人单纯吃素或远离鱼、肉、蛋类食物。	☐	☐
20. 老年人减肥节食时需要严格限制蛋类、谷物的摄取，同时补充蛋白质、维生素和矿物质。	☐	☐
21. 快速爆发力运动对减肥不仅无益，反而有害。	☐	☐
22. 运动减肥时间一定要长，要超过半小时才有减肥效果。	☐	☐
23. 饭后运动是科学的减肥方法。	☐	☐
24. 肥胖症患者常爬楼梯可以达到减肥的效果。	☐	☐
25. 大众健身操的运动量为中低强度，是最典型的有氧运动。	☐	☐
26. 健身减肥锻炼宜安排在晚餐前 2 小时进行，这时的效果是最佳的。	☐	☐
27. 运动减肥时运动量要掌握在中等强度，运动后青年人脉搏以每分钟不超过 150 次为宜，老年人以每分钟不超过 110 次为宜。	☐	☐
28. 球类运动中，足球和篮球运动量最大，年事已高者最好不要参与此类比赛。	☐	☐
29. 小运动量的锻炼，最能高效率地减少体内脂肪。	☐	☐
30. 儿童理想爬楼梯速度是每分钟 30~50 个台阶，爬 10 分钟休息 5 分钟。运动后心率应在 140 次/分以下，以110~130 次/分较适宜。	☐	☐
31. 跑步所消耗的热量主要同速度的快慢有关。	☐	☐
32. 2 级、3 级高血压患者均应选择简单易行的运动项目。	☐	☐

答案：

16. 否 17. 是 18. 是 19. 是 20. 否 21. 是 22. 否 23. 是 24. 是
25. 是 26. 是 27. 是 28. 是 29. 是 30. 是 31. 否 32. 否

重点提示：

◆ 局部肥胖的肥胖症患者，如腹部肥胖宜选仰泳、蛙泳；背部肥胖宜选自由泳、蝶泳；臀部肥胖宜选立泳、趴泳。

◆ 柔道、举重等静力性运动以无氧代谢为特征，虽能消耗热量但却产生大量乳酸，会增加食欲，而使减肥效果不明显，故不可取。

◆ 控制老年人肥胖时，不主张老年人食用极低能量的膳食或蛋白质极少的膳食，不宜单纯吃素或远离鱼、肉、蛋类食物。因为过分节制饮食会引起老年肥胖症患者无法忍受的体液、电解质的变化，降低其抗病能力和免疫力。这其中一个有力的证据便是减肥过度，使老年人血胆固醇浓度过低会增加其患癌症的危险性。

◆ 老年人减肥节食不要忘记补充蛋白质、维生素和矿物质。人进入老年期消化吸收能力都会自然减退，若大量减少膳食会导致某些营养元素的缺乏。老年人节食主要以控制脂肪、糖类摄入为主。其他营养要素如蛋类、谷物则不必过分限制。

◆ 人体肌肉是由许多肌纤维组成的，主要可分为两大类：白肌纤维和红肌纤维。在运动时，如进行快速爆发力锻炼，得到锻炼的主要是白肌纤维，白肌纤维横断面较粗，因此肌群容易发达粗壮。用此方法减肥肌肉会越来越"粗"壮。

◆ 在进行有氧运动时，首先动用的是人体内储存的糖原来释放能量。在运动30分钟后，便开始由糖原释放能量向脂肪释放能量转化，大约运动1小时以后，运动所需的能量以脂肪供应为主。这时才起到减肥的作用。因此运动时间一定要长，要超过1小时才有减肥效果。

◆ 小运动量的锻炼，最能高效率地减少体内脂肪。随着运动量增加，体内糖消耗率比值升高，脂肪的消耗率便开始下降。所以，坚持饭前小运动量的锻炼，并且适当减少高脂肪及高糖食物的摄入，就能保持苗条的身材和健康的体魄。

◆ 跑步所消耗的热量主要同距离有关，而不在于速度的快慢。跑步距离越长，脂肪消耗越多，减肥效果越好。

◆ 3级高血压患者，不宜进行体育运动。1级和2级高血压患者也应选择简单易行的运动项目，禁止做使头部、躯干用力过猛的运动，以免大量血液流向头部，发生意外。

（三）中医治疗

	是	否
1. 传统中药中具有减肥作用的药物有麻黄、山楂、大黄等，另外，植物减肥药还有茶叶、可可等。	□	□
2. 植物减肥药中，麻黄、茶叶等通过兴奋中枢增加饱感或增加能量消耗等而达到减肥的目的。	□	□
3. 决明子具有清肝明目、润肠通便的功效。可用于治疗头痛眩晕、目赤肿痛、热结便秘。有降血压、降血脂、抑菌等作用。	□	□
4. 决明子是减肥降血脂治疗最常用的药物。	□	□
5. 荷叶常用来治疗肥胖症，尤其适用于冬季减肥，或用于肥胖症患者脾虚湿阻化热证和胃热湿阻证。	□	□
6. 泽泻具有清热利尿作用，是减肥降血脂的常用中药，适用于肥胖症患者的胃热湿阻证。	□	□
7. 胃热型肥胖症患者以产后肥胖、轻体力工作者居多。	□	□
8. 脾虚型肥胖症患者以青少年及实胖型的壮年人居多。	□	□
9. 脸色苍白、尿频、腰酸背痛、膝关节无力、头晕是肾阴虚肥胖症患者的表现症状。	□	□
10. 肝肾两虚型肥胖症患者以更年期妇女或中老年人居多。	□	□
11. 中医将妇女肥胖划分为胃火过盛期、痰湿停滞期、脾肾两虚期三期。	□	□
12. 肥胖症中医治疗中常用的泻法有化湿、利水、祛痰、通腑，消导法，可祛除体内停聚的湿浊、痰热及多余膏脂，从而减轻体重。	□	□
13. 防己黄芪汤主治高脂血症、高血压型肥胖症。	□	□
14. 暴饮暴食肥胖症患者的通病就是有火，故通过服用中药，能起到消火、清肠之功效。	□	□
15. 暴饮暴食肥胖症患者可服用防风通圣散以达到减肥的目的。	□	□
16. 压力型肥胖症患者可服用大柴胡汤以达到减肥的目的。	□	□

答案：

1. 是　2. 是　3. 是　4. 是　5. 否　6. 是　7. 否　8. 否　9. 否
10. 是　11. 是　12. 是　13. 否　14. 是　15. 是　16. 是

重点提示：

◆ 决明子具有清肝明目、润肠通便的功效，可用于治疗头痛眩晕、目赤肿痛、热结便秘，有降血压、降血脂、抑菌等作用；还可治疗肥胖症、高脂血症、习惯性便秘、乳腺炎、霉菌性阴道炎、小儿消化不良、口腔溃疡、白内障。决明子有轻泻作用，可干扰脂肪和碳水化合物的吸收，是减肥降血脂最常用的药物。

◆ 荷叶用于夏季暑热头痛眩晕、脾虚泄泻、多种出血症的治疗。常用来治疗肥胖症，尤其适用于夏季减肥，或用于肥胖症患者脾虚湿阻化热证和胃热湿阻证。

◆ 泽泻具有降低血脂、抗动脉粥样硬化、抗脂肪肝作用。另外，泽泻还具有清热利尿作用，是减肥降血脂的常用中药，适用于肥胖症患者的胃热湿阻证，可以单独使用或加入中药复方中使用。

◆ 胃热型肥胖症表现为食欲旺盛、喜冷饮、口干舌燥、怕热、肌肉结实、便秘、小便较黄，患者以青少年及实胖型的壮年人居多。

◆ 脾虚型肥胖症为虚胖，通常和水电解质代谢异常有关。表现为脸色苍白、易倦怠、腹胀、腹泻、肌肉松软、四肢浮肿、自觉身体沉重、懒于活动、食欲欠佳。患者以产后肥胖、轻体力工作者居多。

◆ 肝肾两虚型肥胖症以肾阳虚者多见，表现为脸色苍白、尿频、腰酸背痛、膝关节无力、头晕等症状，患者以更年期妇女或中老年人居多。

◆ 防己黄芪汤的组成有：汉防己 6g，黄芪 15g，白术 10g，炙甘草 9g，生姜 6g，大枣 4 枚。主治肌肉结实型肥胖症。荷术汤主治高脂血症、高血压型肥胖症。

◆ 暴饮暴食肥胖症患者的通病就是有火，所以通过服用中药，能起到消火、清肠之功效，同时其体重也会有所减轻。这类肥胖者可服用防风通圣散，可消除胃火、抑制亢奋，并有改善代谢功能之作用，还可将积聚在体内的多余能量转化为体热排散出去。

◆ 压力型肥胖症（又称为肝胃郁热肥胖）患者，常因压力过大而使肝功能下降，进而影响到胃，使胃发热，食欲异常旺盛。此类患者可服用大柴胡汤。此药有抑制压力的过度反应、消除烦躁、抑制消化器官异常兴奋的作用。

	是	否
17. 水肿型肥胖者也就是所说的"下半身胖"的人。	☐	☐
18. 某肥胖症患者，食欲一般，但手脚无力；不喜欢运动；吃完饭浑身发软想躺下；嘴里发黏；尿不通；易坏肚子；早晨起来时眼睛浮肿等。该患者可诊断为水肿型肥胖症。	☐	☐
19. 水肿型肥胖症患者可服用防风通圣散和胃苓汤以达到减肥的目的。	☐	☐
20. 适宜贫血型肥胖症患者的药方为四物汤和小建中汤各半。	☐	☐
21. 疲劳型肥胖主要症状为极易疲劳；一动就爱出汗、气喘；怕冷爱感冒；小便次数少；眼睑水肿等。	☐	☐
22. 疲劳型肥胖症患者的对症药为香砂六君子汤。	☐	☐
23. 针灸减肥主要是调整人体的代谢功能和内分泌功能。	☐	☐
24. 从现代医学的角度看，针灸减肥的机制主要涉及调理胃肠功能、改善机体新陈代谢和改善内分泌系统功能几个方面。	☐	☐
25. 针灸减肥中，胃肠调理综合效应体现在"食欲下降"以及"大便通畅"这两个变化上。	☐	☐
26. "食欲下降"是很多接受针灸减肥的人可以自我感受得到的。	☐	☐
27. 针灸能增强新陈代谢的速度，使身体燃烧的脂肪增加，从而达到减肥的目的。	☐	☐
28. 针灸减肥效果最好的是成年后的肥胖者，最合适的年龄是 20 ~ 40 岁。	☐	☐
29. 针灸通过经络调节，针刺点穴，对腹部脂肪堆积者减肥效果比较突出，手臂和小腿显效最慢。	☐	☐
30. 针灸可以降低肥胖者的胃火，降低或抑制肥胖者亢进的食欲，从而减小肥胖者的食量，避免其过量进食。	☐	☐
31. 血友病患者、凝血功能障碍的人及贫血者不适合做针灸减肥。	☐	☐
32. 水穴法对于治疗向心性肥胖有着相当显著的作用。	☐	☐

答案：

17. 是　18. 是　19. 是　20. 是　21. 是　22. 是　23. 是　24. 是　25. 是
26. 是　27. 是　28. 是　29. 是　30. 是　31. 是　32. 是

重点提示：

◆ 水肿型肥胖又被称为"痰湿内蕴肥胖"，肥胖者臀部和大腿浮肿，也就是所说的"下半身胖"。这是因肥胖者身体的排水功能较差，多余的水分在体内积聚造成肥胖。主要表现为以下症状：食欲一般，但手脚无力；不喜欢运动；吃完饭浑身发软想躺下；嘴里发黏；尿不通；易坏肚子；早晨起来时眼睛浮肿等。这类肥胖者可服用防风通圣散和胃苓汤，它们有利尿、减肥的作用。

◆ 贫血型肥胖是因体内血液不足，导致机体基本功能下降，代谢功能发生异常，最终导致肥胖。适宜此类患者的药方为具有补血作用的四物汤和小建中汤各半。

◆ 疲劳型肥胖症患者的对症药为香砂六君子汤。它有恢复"元气"，提高消化器官功能，使身体代谢功能恢复正常的作用，可将体内积聚的不必要物质燃烧并排出，从而达到减肥的效果。

◆ 胃肠功能调理综合效应体现在"食欲下降"以及"大便通畅"这两个变化上。肥胖的很多原因就是因为摄入太多，所以胃肠功能的调理对减肥作用巨大。"食欲下降"是很多接受针灸减肥的人可以自我感受得到的，由于针刺能延长胃排空的时间，所以能使本来比较亢进的食欲得到抑制。另外，针灸还能改善肠道功能。

◆ 针灸减肥效果最好的是成年后的肥胖者，最合适的年龄是 20~40 岁。尤其是腹部肥胖的人，通过经络调节，针刺点穴，减肥效果都比较突出，手臂和小腿效果最不好，因为手臂、小腿多为肌肉，而针灸最能消除的是脂肪。

◆ 部分肥胖者是由于胃酸分泌过多，因而饥饿感强烈，一直都有想吃东西的冲动。针灸的功能是降低肥胖者的胃火，降低或抑制肥胖者亢进的食欲，从而减小肥胖者的食量，避免其过量进食，并抑制其肠胃消化及吸收功能。

◆ 有以下情况的肥胖症患者不适合做针灸减肥：①患有出血倾向疾病，比如血友病患者、凝血功能障碍的人及贫血者；②义务献血未满 1 个月者；③患有皮肤病者；④心脏功能较差，如佩带心脏起搏器的肥胖症患者。

◆ 水穴法针灸治疗肥胖症中，取穴包含肾俞五十七穴以及水俞五十七穴，穴位全部分布在腰腹部，对于向心性肥胖有相当显著的作用。

	是	否
33. 脾胃法针灸治疗肥胖症中，临床常以三阴交、阴陵泉、足三里、丰隆为主穴。	☐	☐
34. 使用电针疗法时，弱电流靠近中枢部位要使用大电流。	☐	☐
35. 酒醉状态、饥饿状态、饱腹的状态、过度劳累的状态，都不宜使用电针疗法。	☐	☐
36. 使用电针疗法时，输出量应该由小到大，切勿突然强刺激。	☐	☐
37. 耳穴减肥主要用于治疗单纯性肥胖患者，对于继发性肥胖者需配合原发病的治疗。	☐	☐
38. 外耳与消化系统功能均受迷走神经支配，刺激迷走神经可影响胰岛素分泌，抑制饮食中枢，从而可达到减肥的目的。	☐	☐
39. 针灸减肥拔针后 2~4 小时之内最好不要做剧烈运动，不要蒸桑拿，不要洗澡，以免细菌感染。	☐	☐
40. 拔罐减肥法通过人体的特定穴位，可调节人体整个内分泌功能和内环境稳定，以平衡脏腑阴阳。	☐	☐
41. 拔罐减肥法对于肠胃功能不好和痛经的肥胖者效果更好。	☐	☐
42. 拔罐的负压作用使局部组织迅速充血、瘀血，小毛细血管甚至破裂，红细胞破坏，可发生溶血现象。	☐	☐
43. 拔罐减肥时哪里油脂多就拔哪里。	☐	☐
44. 拔罐方法可分为火罐、水罐、气罐，其中以气罐最为简便安全。	☐	☐
45. 闪罐多用于局部皮肤麻木或功能减退的肥胖症虚证病例的治疗。	☐	☐
46. 饭后半小时再进行减肥按摩，效果最好。	☐	☐
47. 患有结核性关节炎的肥胖者，不宜采用按摩减肥法。	☐	☐
48. 患有骨质增生的肥胖者，增生部位不能进行按摩。	☐	☐
49. 外用减肥药最好是选择霜剂或油（膏）剂型。	☐	☐
50. 练气功时，不需淀粉、糖及脂肪类食物，只需适当蔬菜、水果即可。	☐	☐

答案：

33. 是　34. 否　35. 是　36. 是　37. 是　38. 是　39. 是　40. 是　41. 是
42. 是　43. 否　44. 是　45. 是　46. 否　47. 是　48. 否　49. 是　50. 否

重点提示：

◆ 使用电针疗法时，需要注意：电疗仪使用之前要先检查仪器性能是否正常；要衔接的毫针是否导电正常；输出量应该由小到大，切勿突然强刺激；弱电流靠近中枢部位（例如延髓、脊髓）要使用小电流。老年人、体弱者、酒醉状态、饥饿状态、吃太饱的状态、过度劳累的状态，都不宜使用电针疗法。

◆ 拔罐减肥法是使皮下及浅层肌肉充血，刺激人体皮部、经筋、经络穴位以达到排除毒素、疏通经络、行气活血、扶正固本、促进新陈代谢、调动脏腑功能的目的，最终净化血液。此方法对于肠胃功能不好和痛经的肥胖者效果更好。

◆ 拔罐是配合经络原理，对局部部位进行吸拔，可疏通经络，平衡气血，调整内分泌，加速血液循环及淋巴循环，促进肠胃蠕动，从而改善消化功能，使机体新陈代谢加快，产热及脂肪消耗增加；既可减去体表脂肪又可减去体内深层多余脂肪，从而达到安全、保健、不损害生理功能的减肥目的。所以，拔罐并不是哪里油脂多就拔哪里。

◆ 闪罐是指罐子拔上后立即起下，反复吸拔多次，至皮肤潮红为止。多用于局部皮肤麻木或功能减退的肥胖症虚证病例。

◆ 患有内脏器官疾病、恶性肿瘤，感染性、化脓性疾病（如烧伤、烫伤、皮肤病等），静脉曲张或血栓性静脉炎、结核性关节炎等疾病的肥胖者，不宜采用按摩减肥法。饭后2小时再按摩，效果最好，过度饥饿或暴食后都不宜进行自我按摩。患有骨质增生者，增生部位也能按摩。

◆ 皮肤的水合程度，透入物的理化性质及药物与皮肤表面的水-脂质分配系数决定了皮肤外用药物的吸收。由于霜剂及油（膏）剂能增加皮肤的吸收度，促进药物对皮肤的渗透能力，因此最好是选择霜剂或油（膏）剂型的外用减肥药。

◆ 有内脏器质性病变、严重的神经系统病变、内脏出血和处于急性病期、妊娠期、哺乳期时应避免练气功。练气功时，不应"辟谷"，只需少食淀粉等糖类及脂肪类食物即可，应适当增加蔬菜、水果等的摄入。

	是	否
51. 有内脏器质性病变、严重的神经系统病变、内脏出血和处于急性病期、妊娠期、哺乳期时应避免进行气功疗法。	☐	☐
52. 刺激耳甲腔的三角窝处的神经有调节机体代谢平衡的作用。	☐	☐
53. 刺激耳部的迷走神经，可抑制食欲，从而达到减肥的目的。	☐	☐
54. 耳针减肥有针刺、皮内埋针、水针、电针和穴位压豆等方法。最常用皮内埋针、穴位压豆两种方法。	☐	☐
55. 点穴按摩减肥中，腹部常用的减肥穴位有中脘、天枢、大横、关元。	☐	☐
56. 点穴按摩减肥中，背部常用的减肥穴位有肺俞、长强、肠俞、命门。	☐	☐
57. 点穴按摩减肥中，腰部常用的减肥穴位有环跳、魄户、阴关。	☐	☐
58. 点穴按摩减肥中，大腿部常用的减肥穴位有风市、伏兔。	☐	☐
59. 点穴按摩减肥中，小腿常用的减肥穴位有足三里、阳陵泉、阴陵泉、三阴交、委中、承山。	☐	☐
60. 局部推拿减肥对脂肪肝、库欣综合征引起的大腹凸现效果不佳。	☐	☐
61. 腹部按摩减肥适用于消化系统、神经系统和泌尿系统及生殖系统疾病。	☐	☐
62. 经常洗热水澡（沐浴）有减肥作用。	☐	☐
63. 对于成年人来说，多睡觉是一个减肥良方。	☐	☐
64. 在入睡前补充高浓度的复合氨基酸，可以促进成年人体内生长激素的分泌。	☐	☐

答案：

51. 是　52. 是　53. 是　54. 是　55. 是　56. 否　57. 否　58. 是　59. 是
60. 是　61. 是　62. 是　63. 是　64. 是

重点提示：

◆ 耳部的神经血管较丰富，特别是耳甲腔的三角窝，刺激该处的神经有调节机体代谢平衡的作用，尤其是刺激迷走神经，可影响胰岛素分泌，抑制患者食欲从而达到减肥的目的。

◆ 点穴按摩减肥中常用减肥穴位：腹部有中脘、天枢、大横、关元；背部有肺俞、魄户、肠俞、阴关；腰部有环跳、长强、命门；大腿部有风市、伏兔；小腿有足三里、阳陵泉、阴陵泉、三阴交、委中、承山。

◆ 腹部按摩减肥适用于消化系统、神经系统和泌尿系统及生殖系统的许多疾病，还可作为消除腹部脂肪、强身健体的一种方法，具有简单易学、感觉舒服、见效快等优点。

◆ 沐浴可使身体的血液循环良好，可促进新陈代谢，不仅能去污爽身，还是一种行之有效的减肥方法。热水浴不仅可以消除疲劳，还有良好的减肥作用。进行热水浴时，体温逐渐上升，当升高到38℃左右，人体便开始出汗，出汗把大量水分排出体外，同时还消耗大量的热量，所以，有助于减肥。

◆ 在入睡前补充高浓度的复合氨基酸，可以促进生长激素的分泌，即可以快速燃烧人体内多余的脂肪，在睡眠中不知不觉地恢复健康窈窕的身材。因为复合氨基酸可以帮助身体在能量产生过程中有效地利用脂肪酸，并有利于胶原蛋白的形成，帮助骨骼的成长及软骨、结缔组织、纤维蛋白的形成。

◆ 生长激素，是人体自行分泌的一种天然激素，主要作用是促进骨骼及肌肉生长，同时也可加速体内脂肪的燃烧。生长激素的分泌量会随着年龄的增加而减少，到了30岁以后便迅速减少。因此，人近中年，就易发胖。即使保持以前的运动量及饮食习惯，体重也很难维持在标准体重。中年肥胖主要是由于体内生长激素分泌不足，而导致体内新陈代谢率降低而引起的自然现象。生长激素只在夜间睡眠时分泌，尤其是大约在入睡90分钟以后的"睡眠"时，其分泌量最旺盛。所以，对于成年人来说，多睡觉也是一个减肥良方。

（四）西医治疗

	是	否
1. 脂肪酶抑制剂、α葡萄糖苷酶抑制剂、双胍类药物均属于减肥药中的食欲抑制药。	☐	☐
2. 中枢兴奋药、β_3肾上腺素能受体激动剂均属于减肥药中的增加能量消耗的药物。	☐	☐
3. 甲状腺激素、同化激素类、生长激素、胰岛素样生长因子均属于减肥药中的激素类药物。	☐	☐
4. 目前在全球范围内正式获准临床应用的抗肥胖药物主要包括两种：去甲肾上腺素能药物盐酸芬特明和盐酸安非拉酮及一种脂肪酶抑制剂奥利司他。	☐	☐
5. 基因疗法是未来人类战胜和控制肥胖症的重要治疗方法。	☐	☐
6. 影响中枢儿茶酚胺类的药物可以减轻体重。	☐	☐
7. 苯丙胺为最早使用的食欲抑制药，目前国外仍然作为食物抑制药使用。	☐	☐
8. 影响中枢 5-羟色胺类的药物可以减轻体重。	☐	☐
9. 拟 5-羟色胺作用的食欲抑制药适用于伴有高血压、冠心病、糖尿病、高脂血症的肥胖症患者。	☐	☐
10. 中枢兴奋性减肥药可以减轻体重。	☐	☐
11. 咖啡因可阻断腺苷受体，与麻黄碱合用具有协同作用。	☐	☐
12. β_3肾上腺素能受体激动剂具有减肥作用。	☐	☐
13. 甲状腺激素在任何剂量时均有明确的减肥作用。	☐	☐
14. 苯丙酸诺龙可通过消耗脂肪来减轻体重，并可增加蛋白质的合成。	☐	☐
15. 脱氢表雄酮可以增加代谢率，减少脂肪合成及沉积，增加蛋白质的合成，并可影响甲状腺激素的释放，从而可减轻体重。	☐	☐
16. 雄激素只能用于先天性和后天激素缺乏引起的脂肪组织过多的肥胖症的治疗。	☐	☐

答案:

　1. 否　　2. 是　　3. 是　　4. 是　　5. 否　　6. 是　　7. 否　　8. 是　9. 是
10. 是　11. 是　12. 是　13. 否　14. 是　15. 是　16. 是

重点提示:

◆ 脂肪酶抑制剂、α 葡萄糖苷酶抑制剂、双胍类药物均属于减肥药中的抑制肠道消化吸收功能的药物。食欲抑制药包括如拟儿茶酚胺类药物,拟 5-羟色胺类的药物,同时影响儿茶酚胺和 5-羟色胺类的药物以及其他影响食欲的药物如阿片受体阻滞剂。

◆ 影响中枢儿茶酚胺类的药物可促进中枢去甲肾上腺素和多巴胺的释放,可阻断神经末梢对去甲肾上腺素的再摄取,使突触间隙的去甲肾上腺素及多巴胺的含量增加,从而产生拟儿茶酚胺类递质的作用,即拟交感作用,兴奋中枢交感神经系统,抑制觅食行为,减少食物摄入,从而使体重减轻。

◆ 苯丙胺为最早使用的食欲抑制药,但其不良反应大,疗效又不优于其他的一些食欲抑制药,目前国外已禁止将苯丙胺作为食物抑制药使用,本类药物最常用的为安非拉酮。

◆ 影响中枢 5-羟色胺类的药物可促进 5-羟色胺的释放,并抑制其再摄取,从而提高突触间隙 5-羟色胺的含量,进而抑制食欲,减轻体重。该类药物还可促进生长激素的释放,而生长激素具有促进脂肪分解的作用,从而有利于降低体重。

◆ 拟 5-羟色胺作用的食欲抑制药不能刺激交感神经,无拟儿茶酚胺样的作用,因此不具有兴奋中枢作用,适用于伴有高血压、冠心病、糖尿病、高脂血症的肥胖症患者。

◆ 中枢兴奋性减肥药能刺激脂肪氧化、增加能量消耗;由于其兴奋中枢神经系统,实际上也可发挥抑制食欲的作用,从而可减轻体重。

◆ 选择性的 β_3 肾上腺素能受体激动剂,能促进白色脂肪组织的脂解作用和棕色脂肪组织的热生成作用,从而可减少脂肪的储积。

◆ 甲状腺激素可促进能量代谢而使体重下降,但只有在大剂量时才有明确的减肥作用,但大剂量应用甲状腺激素可损害心血管系统,并加速蛋白质分解,可能引起肌病和骨软化。

	是	否
17. 生长激素可抑制脂肪合成，促进脂肪分解，并可加强肾上腺素促进脂肪分解的作用。	□	□
18. 儿童及成人的生长激素缺乏均可导致肥胖。	□	□
19. 胰岛素样生长因子-I缺乏可导致肥胖及轻度高脂血症。	□	□
20. 胰岛素样生长因子-I可直接促进脂肪分解代谢，并可降低胰岛素抵抗患者的胰岛素水平，增加其胰岛素敏感性。	□	□
21. 奥利司他可抑制脂肪酶作用从而可减少脂肪的吸收。	□	□
22. 长期应用奥利司他会受到一定的限制。	□	□
23. 奥利司他对伴有糖尿病的肥胖症患者具有降低血糖的效果。	□	□
24. 奥利司他对低密度脂蛋白-胆固醇（LDL-C）水平和总胆固醇水平可产生改善的效果，这与体重减轻有关。	□	□
25. 苏打-氯柠檬酸及其衍生物可以减轻体重。	□	□
26. 噻唑烷二酮类药物对肥胖的糖尿病患者及单纯性肥胖患者均有辅助减肥作用。	□	□
27. 噻唑烷二酮类药物仅用于肥胖伴严重胰岛素抵抗的患者。	□	□
28. 肉毒碱是一种重要的食品营养强化剂，适量服用对人体无害。	□	□
29. 补充外源性的肉毒碱可调节人体内的脂肪代谢，减少体内多余的脂肪，减轻体重。	□	□
30. 食欲抑制药可用于成年肥胖者及经过选择的青少年肥胖者。	□	□
31. 肥胖症患者经饮食限制、运动及行为疗法后仍未充分收到成效时，可以选用食欲抑制药。	□	□
32. 肥胖者长期应用吗吲哚可导致高胰岛素血症，长期治疗时效果降低。	□	□
33. 将食欲抑制药芬氟拉明与芬特明合用，可以增强减肥疗效，减少药物用量，减少不良反应的发生率。	□	□
34. 吗吲哚与胰岛素增敏剂如曲格列酮、二甲双胍等合用，可以减轻吗吲哚的不良影响，增强疗效。	□	□

答案：

17. 是　18. 是　19. 是　20. 是　21. 是　22. 是　23. 是　24. 否　25. 是
26. 是　27. 是　28. 是　29. 是　30. 是　31. 是　32. 是　33. 是　34. 是

重点提示：

◆ 奥利司他具有较好的耐受性，但该类药物可影响脂溶性维生素的吸收，可造成脂溶性维生素缺乏，故其长期应用受到了一定的限制。近期临床研究还发现，奥利司他对伴有糖尿病的肥胖症患者具有降低血糖的效果。

◆ 减肥药物奥利司他不仅可明显地减轻体重，还可减少与肥胖相关疾病的危险因素。例如，奥利司他具有降脂作用，其对低密度脂蛋白-胆固醇（LDL-C）水平和总胆固醇水平可产生改善的效果，而这与体重减轻无关。

◆ 苏打-氯柠檬酸及其衍生物可抑制胃排空，从而影响消化吸收，并可通过增加饱胀感而减少食物摄入。

◆ 噻唑烷二酮类为一类新型的治疗糖尿病的药物，属于胰岛素增敏剂。此类药物可增加肌肉和脂肪组织对胰岛素的敏感性，在降低血糖的同时，可降低血清胰岛素水平，改善脂质代谢，降低血中甘油三酯及游离脂肪酸水平，降低极低密度脂蛋白-胆固醇（VLDL-C）、低密度脂蛋白-胆固醇（LDL-C）水平，可促进脂肪氧化，对肥胖的糖尿病患者及单纯性肥胖患者均有辅助减肥作用，并可减少其发生心血管疾病的危险性，对具有胰岛素抵抗的肥胖症患者也能产生一定的减肥作用。但该类药物在临床上可引起水肿，所以在部分患者可增加体重，并使患者心脏负担加重，故仅用于肥胖伴严重胰岛素抵抗的患者。

◆ 食欲抑制药可用于成年肥胖者及经过选择的青少年肥胖者。在经饮食限制、运动及行为疗法后仍未充分收到成效时，可以选用这类药物。食欲抑制药可使肥胖者饥饿感减轻，体重迅速降低。

◆ 将食欲抑制药芬氟拉明与芬特明合用，由于它们对觅食行为的影响机制不同，前者通过增强5-羟色胺系统，后者通过增强儿茶酚胺类作用而产生食欲抑制，两者合用时各药剂量减少，但食欲抑制作用可增强，减肥疗效不亚于其中任何一种的足量应用，而不良反应却可减少。

◆ 长期应用吗吲哚可导致高胰岛素血症，故长期使用时疗效降低，若合用胰岛素增敏剂如曲格列酮、二甲双胍等则可减轻吗吲哚的不良影响，增强疗效。

	是	否
35. 麻黄碱与咖啡因合用可显著降低肥胖症患者的体重。	□	□
36. 芬氟拉明、吗吲哚、生长激素及小剂量的甲状腺激素治疗儿童肥胖一般不影响其生长发育。	□	□
37. 肥胖症患者在妊娠期和哺乳期间禁用食欲抑制药。	□	□
38. 苯丙胺和含有苯丙胺的复合制剂不可用于减肥。	□	□
39. 苄非他明、甲苯丙胺可以作为一线药物用于减肥。	□	□
40. 芬氟拉明可以通过间断疗程的方式给药。	□	□
41. 高血压、心绞痛、甲状腺功能亢进患者不宜使用食欲抑制药及增加能量消耗的中枢兴奋药、甲状腺激素等药。	□	□
42. 2 周内应用过任何单胺氧化酶抑制剂的患者禁用食欲抑制药。	□	□
43. 同时服用碱性药物可增加食欲抑制药的血浆药物浓度，尿液酸化剂则可使血药浓度下降。	□	□
44. 肥胖的外科治疗包括病态肥胖的外科治疗（胃肠道手术）和局部脂肪堆积的外科治疗（局部去脂术）。	□	□
45. 患者，男性，45 岁，2 型糖尿病肥胖症患者，患有心血管疾病、脂肪肝、脂代谢紊乱、睡眠呼吸暂停综合征等疾病，预测减重后病情可以得到有效治疗。该患者可以考虑行外科手术治疗。	□	□
46. 针对病态肥胖症患者，目前较为成熟的手术有：限制食物摄入量的胃成形术，既限制食物摄入又诱导"倾倒综合征"的胃旁路手术。	□	□
47. 胃成形术是目前肥胖症外科手术中较为流行的手术。	□	□
48. 胰胆旁路术主要用于治疗超级肥胖症患者。	□	□
49. 胰胆旁路术是不可逆转的，不能恢复原来胃肠的解剖连续，有许多潜在的并发症。	□	□
50. 主动滥用精神作用药物及精神病患者，为外科减肥手术的绝对禁忌证。	□	□

答案：

35. 是　36. 是　37. 是　38. 是　39. 否　40. 否　41. 是　42. 是　43. 是
44. 是　45. 是　46. 是　47. 是　48. 是　49. 是　50. 是

重点提示：

◆ 麻黄碱与咖啡因合用时，由于后者可以阻断突触前膜腺苷 A_1 受体，因阻断 A_1 受体对内源性去甲肾上腺素释放的抑制，故可增强麻黄碱的食欲抑制作用，同时咖啡因又可阻断 A_1 受体抑制脂肪分解的作用，故可增加脂肪分解，故合用可显著降低肥胖症患者的体重。

◆ 肥胖症患者在妊娠期和哺乳期间禁用食欲抑制药，因其可能影响胎儿发育及幼儿成长，其他减肥药也不推荐使用。

◆ 肥胖症长期用药者可产生依赖性，造成药物滥用，成瘾者突然停药会出现戒断症状，尤以苯丙胺易成瘾，故苯丙胺和含有苯丙胺的复合制剂不可用于减肥，其他易产生依赖的苯丙胺类食欲抑制药如苄非他明、甲苯丙胺只宜作为二线药物用于减肥。

◆ 芬氟拉明主要作用于 5-羟色胺而非儿茶酚胺，故其不良反应主要表现为镇静作用，可造成抑郁，大剂量则可产生兴奋作用，长期用药后突然停药可造成严重的抑郁，故用本药不能以间断疗程的方式给药。

◆ 食欲抑制药及增加能量消耗的中枢兴奋药、甲状腺激素等，可兴奋交感神经系统产生口干、瞳孔放大、视物模糊、头晕、心动过速、血压升高、心律失常、出汗等体征和症状，故高血压、心绞痛、甲状腺功能亢进患者不宜使用。

◆ 抑制食欲的药物与单胺氧化酶抑制剂合用，由于后者可抑制内源性儿茶酚胺的氧化失活，加强这类递质的作用，故可致高血压危象，因此 2 周内应用过任何单胺氧化酶抑制剂的患者禁用食欲抑制药。

◆ 胃成形术是按垂直方向在胃小弯侧把胃缝合成约 15ml 容量的狭长胃小袋，以限制食物摄入量而达到减轻体重的目的。术后保留了胃十二指肠的延续，避免了潜在性的微营养缺乏症，是目前较为常见的手术。术后 12 个月内体重逐渐下降，术后 2~3 年趋于稳定。

◆ 胰胆旁路术主要用于治疗超级肥胖症患者。该手术除了通过胃大部切除限制食物摄入量外，还使食物未经过胰液、胆汁及大部分小肠消化液的消化、吸收而进入回肠远段，造成选择性消化及营养吸收障碍而达到减肥目的。胰胆旁路术是减肥手术中最有效的手术方法，体重减轻迅速、持久，大部分患者至少可减轻超重部分的 50%。与其他常见手术比较，该术式是不可逆转的，不能恢复原来胃肠的解剖连续，有许多潜在的并发症。

	是	否
51. 腹腔镜可调节胃绑带术是所有减重手术中创伤最小的手术。	☐	☐
52. 脂肪抽吸术是利用负压抽脂或超声碎脂,以去除皮下过多的脂肪组织,从而改善和美化形体的外科手术。	☐	☐
53. 超声脂肪抽吸术对血管、神经组织无损伤,具有疗效确切、损伤轻微、失血量少、并发症少、术后恢复快等优点。	☐	☐
54. 超声脂肪抽吸术吸出的脂肪组织可以用作充填组织。	☐	☐
55. 超声脂肪抽吸术麻醉方法需用低渗性肿胀法。	☐	☐
56. 目前最有效的减肥手术也称为代谢性手术的是胃空肠吻合术。	☐	☐
57. 胃短路术可以使一些长期的 2 型糖尿病、高血压等慢性疾病得到更为有效的控制。	☐	☐
58. 经袖状胃切除术切除的胃可以复原。	☐	☐
59. 袖状胃切除术适用于高危的和极重肥胖症患者。	☐	☐
60. 对于极重度肥胖症患者（BMI>60）,腹腔镜十二指肠转位手术可以分两期进行,首先做胃垂直袖套样切除。	☐	☐
61. 胆胰旷置术和十二指肠转位术的远期并发症可能有腹泻,维生素、矿物质、营养物质的缺乏,特别是蛋白质的缺乏。	☐	☐
62. 肥胖症患者外科手术后要饮用足量的液体,但要避免碳酸饮料。	☐	☐
63. 肥胖症患者外科手术后应首先进食富含蛋白质的食物,应避免高热量的食物。	☐	☐
64. 右旋氟苯丙胺主要作用于传导神经信息的化学递质,从而可抑制引发饥饿的大脑信息,降低食欲,使肥胖症患者减少热量摄入而达到减肥的目的。	☐	☐
65. 对于减肥者,必须要强调一次减肥成功。	☐	☐
66. 肥胖症与人体在休息状态下的新陈代谢过程有关。	☐	☐

答案：

51. 是　52. 是　53. 是　54. 否　55. 是　56. 是　57. 是　58. 否　59. 是
60. 是　61. 是　62. 是　63. 是　64. 是　65. 是　66. 是

重点提示：

◆ 腹腔镜可调节胃绑带术是所有减重手术中创伤最小的手术。该手术不损伤胃肠道的完整性，而且不改变胃肠道固有的生理状态，完全可逆。

◆ 超声脂肪抽吸术是在脂肪细胞极度肿胀的情况下，通过超声波的能量作用，有选择地液化脂肪细胞（碎脂），使脂肪细胞数量减少，对血管、神经组织无损伤，具有疗效确切、损伤轻微、失血量少、并发症少、术后恢复快等优点。但仍有以下缺点：①效率太低，手术时间长；②吸出的脂肪组织已被破坏，不能用作充填组织；③手术仪器价格昂贵。

◆ 目前最有效的减肥手术也称为代谢性手术的是胃空肠吻合术，既可以治疗严重的肥胖症，又可用于治疗代谢紊乱引起的糖尿病。

◆ 经验表明，胃短路术可以使一些长期的 2 型糖尿病、高血压等慢性疾病得到更为有效的控制，相对于这些疾病对患者生存质量以及存活期的影响，在综合考虑风险及收效的情况下，该术式更适合于此类患者。

◆ 袖状胃切除术是指沿胃小弯走行方向保留 4~8cm 幽门以上胃窦，切除胃的大部，使残留的胃呈"香蕉状"，约为胃镜直径大小的通道，容积在 100ml 左右。该手术中胃的切除使用切割吻合器完成，经该手术切除的胃无法复原。此手术适用于高危的和极重肥胖症患者。经过 6~12 个月可减重超重部分的 30%~60%。

◆ 胆胰旷置术和十二指肠转位术远期并发症可能有腹泻，维生素、矿物质、营养物质的缺乏，特别是蛋白质的缺乏。每日需要补充 75~80g 的蛋白质，以及维生素 B、钙和铁。行胆胰旷置术的患者可能还会产生倾倒综合征。

◆ 减肥者每经历一次体重的起落，就会强化一次冠心病的致病因子。因为一个人在节食减肥时，减去的体重多为肌肉，而一旦停止节食，体重增加的就都是脂肪。而且，这些讨厌的脂肪细胞大多集中在肠系膜，并凭借靠近肝脏的优势，经门脉循环，涌入肝脏，形成脂肪肝。还有，每次减肥失败，人体脂肪都会以更快的速度增加。这是因为，减肥期间基础代谢减缓，一旦松懈节食，便有更多的营养物质被人体吸收，以弥补代谢缓慢造成的营养不足，因此，会使减肥者更快地发胖。所以，对于减肥者，最好一次成功，反之则会导致脂肪细胞对人体变本加厉的"报复"。这样，不但达不到减肥的目的，反而更加损害人体健康。

五、肥胖症的并发症及其防治

	是	否
1. 即使没有胆固醇和甘油三酯升高，单纯高密度脂蛋白（HDL）低于正常（<0.9mmol/L）也会引起高于常人的冠心病和脑血管疾病的发病率。	□	□
2. 目前应当引起人们重视的是由肥胖引起的脂肪肝数量在不断上升，已成为危害人们健康的重要因素。	□	□
3. 睡眠呼吸暂停综合征可由多种因素引起，但大多与肥胖有关。	□	□
4. 勃起功能障碍是肥胖男性较常见的症状，尤其在伴有高血压、糖尿病的男性患者，发病率高达 60%。	□	□
5. 肥胖症患者的胆石症、胆囊炎发病率高。	□	□
6. 肥胖症患者易并发心血管系统疾病。	□	□
7. 肥胖症患者终末期可出现肥胖性心肺功能不全综合征。	□	□
8. 男性肥胖症患者易并发结肠癌、直肠癌和前列腺癌。	□	□
9. 碳水化合物引起的高甘油三酯血症的患者容易肥胖。	□	□
10. 各种类型的高脂蛋白血症都可以发生遗传，但国内临床上最常遇到的是Ⅱ型，即家族性高胆固醇血症。	□	□
11. 临床医学研究资料表明，肥胖症最常引起继发胆固醇含量升高。	□	□
12. 二甲双胍是治疗 1 型糖尿病的首选口服降糖药物。	□	□
13. 肥胖与 2 型糖尿病的遗传因素基本一致，导致肥胖的基因绝大多数也会引起 2 型糖尿病。	□	□
14. 肥胖和 2 型糖尿病都存在着一个共同的病理基础，那就是胰岛素抵抗。	□	□
15. 减轻体重有利于降低血浆中去甲肾上腺素及肾上腺素水平，还可降低肾素-血管紧张素系统（RAS）活力，有利于降低血压。	□	□
16. 高血压的早发现、早治疗与预后的关系极为密切。	□	□

答案:

1. 是　2. 是　3. 是　4. 是　5. 是　6. 是　7. 是　8. 是　9. 是　10. 是　11. 否　12. 否　13. 是　14. 是　15. 是　16. 是

重点提示:

◆ 在肥胖的同时,具有脂质清除能力的高密度脂蛋白(HDL)含量明显减少,HDL 的减少是冠心病和脑血管病的独立危险因素,也就是说即使没有胆固醇和甘油三酯的升高,单纯 HDL 低于正常(<0.9mmol/L)也会引起高于常人的冠心病和脑血管疾病的发病率。

◆ 睡眠呼吸暂停综合征是肥胖症患者常见的一种并发症,可由多种因素引起,但大多与肥胖有关。60% 以上的肥胖症患者患有轻重不等的睡眠呼吸暂停综合征,而且体质指数越大,病情越严重。半数以上的肥胖人群夜间伴有习惯性的打鼾。

◆ 肥胖症患者的胆石症、胆囊炎发病率高,还容易并发脂肪肝,慢性消化不良,轻、中度肝功能异常等。

◆ 肥胖症患者血容量、心搏出量、心输出量均增加,容易引起左心室肥厚及心室扩大;心肌脂肪沉积可致心肌劳损,容易发生充血性心力衰竭;由于静脉循环障碍,也容易发生下肢静脉曲张、栓塞性静脉炎和静脉血栓形成。

◆ 肥胖症患者因胸壁增厚,膈肌升高,胸廓活动受限而使肺活量降低,可引起活动性呼吸困难,严重者可导致缺氧、发绀和高碳酸血症,终末期可呈肥胖性心肺功能不全综合征。有的患者还可以发生肺动脉高压和心力衰竭。

◆ 碳水化合物引起的高甘油三酯血症的患者容易肥胖。这类患者进食碳水化合物较多或正常时,血浆的甘油三酯升高;而减少碳水化合物的摄入量时,高甘油三酯血症就可好转甚至消失。

◆ 临床医学研究资料表明,肥胖症最常引起继发甘油三酯含量升高,部分患者胆固醇含量也可能升高,主要表现为Ⅳ型高脂蛋白血症,其次为Ⅱ型高脂蛋白血症。

◆ 在目前常用的降糖药物中,二甲双胍(格华止)不但能显著增加胰岛素敏感性及降低心血管事件的风险,而且能有效控制体重。二甲双胍是治疗 2 型糖尿病的首选口服降糖药物。

	是	否
17. 40 岁以上的中老年人，即便是无任何自觉不适，每年也需至少测量血压 2~3 次。	☐	☐
18. 世界卫生组织做出规定，坐位或卧位测得的血压数值超过 160/95mmHg 视为高血压，低于 140/90mmHg 为正常血压。	☐	☐
19. 世界卫生组织做出规定，坐位或卧位测得的血压数值介于 140/90mmHg 和 160/95mmHg 之间，年龄在 30 岁以下者列为可疑高血压。	☐	☐
20. 高血压患者切忌一当血压下降，就自行停药或不按规定服药的做法。	☐	☐
21. 高血压患者应多吃萝卜、芹菜、茄子、黄瓜及豆制品等。	☐	☐
22. 高血压患者应该戒烟。	☐	☐
23. 不同的冠心病类型要采取不同的运动方式和选择适当的运动量，急性心肌梗死患者活动时要遵医嘱。	☐	☐
24. 正常的肝脏内仅含有少量脂肪，约占肝脏体积的 4%~7%，其中的一半为甘油三酯，另一半为卵磷脂和胆固醇。	☐	☐
25. 肥胖性脂肪肝患者大多有过量食用糖类的饮食习惯。	☐	☐
26. 重度肥胖并有肝脏脂肪变性者，其肝纤维化发生率相对较高。	☐	☐
27. 某肥胖症患者，肝脏 B 型超声波检查见到：肝区强回声，肝肾区对比下降，肝内脉管硬化，胆囊壁消失。该患者可诊断为肥胖性脂肪肝。	☐	☐
28. 代谢综合征是亚太地区人群最严重的与肥胖相关的健康问题之一。	☐	☐
29. 代谢综合征代谢异常的表现中，高甘油三酯对于代谢综合征更具重要的病理生理意义。	☐	☐
30. 血尿酸值>400μmol/L 即可称为高尿酸血症。	☐	☐
31. 高尿酸血症可引起痛风、尿酸结石。	☐	☐
32. 高尿酸血症患者应多喝水，饮水量每日至少 2000ml。	☐	☐
33. 高尿酸血症患者可以食用草虾、牡蛎、蛤蜊、蚌蛤、干贝等食物。	☐	☐

答案：

17. 是　18. 是　19. 是　20. 是　21. 是　22. 是　23. 否　24. 是　25. 是
26. 是　27. 是　28. 是　29. 否　30. 是　31. 是　32. 是　33. 否

重点提示：

◆ 40 岁以上者高血压的发病率比 40 岁以下者高 3 倍。因此，40 岁以上的中老年人，即便是无任何自觉不适，每年也需至少测量血压 2~3 次。当出现头晕、头痛、耳鸣、失眠、心慌、胸闷、无力、视物模糊、颈强硬、头皮麻木、尿少、水肿等情况，要及时做血压检查。

◆ 高血压患者切忌一当血压下降，就自行停药或不按规定服药的做法。如果服药后出现血压显著下降，可减少用药量或服药次数。降压不应操之过急，急剧的血压下降是对人体不利的（特殊情况例外），尤其对于老年人，血压急剧下降常可引起心、脑、肾供血不足，有时甚至是十分危险的。

◆ 香烟里的尼古丁可以刺激交感神经，使血管收缩，血压上升，所以高血压患者应该戒烟。

◆ 不同的冠心病类型要采取不同的运动方式和选择适当的运动量，急性心肌梗死患者禁止运动，心绞痛的稳定期与活动期的运动要区别对待，什么时间运动、怎么运动、运动量多大要遵医嘱。

◆ 肥胖性脂肪肝患者大多有过量食用糖类的饮食习惯，因为大量糖类进入肝脏，超过了肝脏合成糖原的贮存能力，使得多余的糖转化为脂肪酸，摄取糖越多，脂肪酸就越多，脂肪肝程度也愈重。

◆ 肥胖性脂肪肝患者肝脏 B 型超声波检查，可见脂肪肝图像，即肝区强回声，肝肾区对比下降，肝内脉管硬化，胆囊壁消失。

◆《2002 年美国国家胆固醇教育计划成人治疗组第三次指南》中提出了代谢综合征的诊断标准（ATPⅢ标准），表现出以下 3 种或 3 种以上代谢异常时即为代谢综合征：①腹型肥胖（中心性肥胖）；②高甘油三酯；③低 HDL-C；④高血糖；⑤高血压。其中腹型肥胖对于代谢综合征更具重要的病理生理意义。

◆ 高尿酸血症的危害性：①是冠心病的危险因素；②可引起痛风；③可引起尿酸结石；④可引起肾脏疾病；⑤与糖尿病也有关。

◆ 草虾、牡蛎、蛤蜊、蚌蛤、干贝等食物，每 100g 含嘌呤 150~1000mg。所以，高尿酸血症患者应避免食用此类食物。

	是	否
34. 继发性高尿酸血症与肥胖、原发性高血压、高血脂、糖尿病、胰岛素抵抗关系密切。	□	□
35. 长期服用利尿药、小剂量阿司匹林、抗结核药、环孢素 A、糖皮质激素等药的人群易得高尿酸血症。	□	□
36. 长期大量饮酒、高嘌呤饮食者易得高尿酸血症。	□	□
37. 动物内脏、肉类、海鲜、贝壳类等属于高嘌呤饮食。	□	□
38. 限制高嘌呤饮食可减少痛风的急性发作。	□	□
39. 高尿酸血症患者可以少喝点酒。	□	□
40. 秋水仙碱为治疗高尿酸血症的首选用药。	□	□
41. 肥胖者骨关节病的发生原因中，肥胖伴糖尿病性骨关节病的发生率最高。	□	□
42. 膝关节骨性关节炎患者建议采用自由泳、仰泳。	□	□
43. 睡眠呼吸暂停综合征患者为了防止舌体后坠而加重呼吸道阻塞，可采用右侧卧位。	□	□
44. 控制体重可能减少结直肠癌的发生。	□	□
45. 内脏型肥胖与皮下脂肪型肥胖比较，皮下脂肪型肥胖糖代谢紊乱、脂质代谢紊乱、高血压、冠心病、脂肪肝等疾病发病率高。	□	□
46. 中心性肥胖对脂代谢异常有额外作用，BMI 和血清甘油三酯水平呈正相关，与血清高密度脂蛋白-胆固醇呈负相关。	□	□
47. 肥胖持续时间与口服葡萄糖耐量时血糖变化密切相关。	□	□
48. 肥胖程度与胆结石的发生率呈正相关。	□	□
49. 肥胖与发生癌症的危险性关系呈直线上升。	□	□
50. 睡眠呼吸暂停综合征特征为发作性夜间窒息和清醒交替，可导致一系列的病理生理变化及临床并发症，最常见的为睡眠时反复发生低氧血症及高碳酸血症，严重者可使血 pH 下降。	□	□

答案：

重点提示：

◆ 高尿酸血症可分为原发性和继发性两种。原发性基本属遗传性，是指由于遗传缺陷导致尿酸排泄减少或尿酸合成增加，从而引起高尿酸血症。与肥胖、原发性高血压、高血脂、糖尿病、胰岛素抵抗关系密切。继发性主要因肾脏病、血液病等疾病或药物、高嘌呤饮食等引起。

◆ 以下属于高尿酸血症的高危人群，应进行早期诊断：①肥胖者、中老年男性、绝经后女性；②有高血压、高脂血症、糖尿病、心脑血管疾病、肾脏疾病者；③长期服用利尿药、小剂量阿司匹林、抗结核药、环孢素A、糖皮质激素等药物者；④长期大量饮酒、高嘌呤饮食者；⑤有痛风家族史者。

◆ 限制高嘌呤饮食能使血尿酸下降 $60\sim120\mu mol/L$，可减少痛风的急性发作。高尿酸血症患者应不饮酒。酒精可使体内产生乳酸，减少尿酸的排出。啤酒还含有大量的嘌呤，能诱发痛风急性发作。

◆ 秋水仙碱对急性痛风发作有特效，可作为诊断性治疗的首选用药。秋水仙碱虽然对急性痛风有特效，但没有抑制尿酸生成和促进尿酸排泄的作用。秋水仙碱治疗高尿酸血症时，仍可出现痛风石，可掩盖病情，有害无益。

◆ 肥胖者骨关节病的发生主要由以下3种情况引起：①肥胖伴增生性骨关节病，其发生率约为12%～43%；②肥胖伴糖尿病性骨关节病，其发生率约为1%～2%；③肥胖伴痛风性骨关节病，其发生率小于1%。

◆ 游泳是一项非常适合膝关节骨性关节炎患者的运动项目，它对膝关节无多大的负担，可使肌肉充分活动。但蛙泳要求膝关节使出扭动的力，有时会造成不好的结果，故建议采用自由泳、仰泳。

◆ 即使是相同程度的肥胖，内脏型肥胖与皮下脂肪型肥胖比较，前者糖代谢紊乱、脂质代谢紊乱、高血压、冠心病、脂肪肝等疾病发病率高。

◆ 肥胖持续时间与口服葡萄糖耐量时血糖变化密切相关。肥胖时间不足10年，血糖无明显增高，肥胖时间10～45年，血糖呈线性增高。

◆ 肥胖与发生癌症的危险性关系并非呈直线上升。肺癌的发生率与BMI呈负相关。

	是	否
51. 他汀类降脂药主要有辛伐他汀（舒降之）、普伐他汀（普拉固），主要降低甘油三酯水平。	☐	☐
52. 贝特类降脂药如吉非贝齐、非诺贝特、苯扎贝特，主要降低胆固醇水平。	☐	☐
53. 肥胖的人容易得胆结石。	☐	☐
54. 冠心病是动脉粥样硬化疾病中最常见的，具有高度致命性的疾病。	☐	☐
55. 肥胖症患者发生心力衰竭、脑梗死的危险是一般人的 2 倍。	☐	☐
56. 减肥、控制体重有利于降低血压和减少降压药的剂量。	☐	☐
57. 高血压患者应采用中度限盐饮食，即每日摄入食盐1.5~3.0g。	☐	☐
58. 低盐饮食对钠敏感性高血压患者疗效好。	☐	☐
59. 每日饮酒量超过 30g 乙醇（酒精）者，高血压患病率和脑卒中发生率会大大提高。	☐	☐
60. 影响老年人胰岛素敏感性的多种因素中，年龄因素占51%，而腹内脂肪因素仅占1%。	☐	☐
61. 腹型肥胖症患者易得 2 型糖尿病。	☐	☐
62. 黑棘皮病的发病与高胰岛素、胰岛素抵抗密切相关。	☐	☐
63. 假性黑棘皮病多见肥胖或皮肤较黑的患者，皮损为小的色素斑和天鹅绒状增厚，多伴皮赘，以腋窝、腹股沟及阴唇多见。	☐	☐
64. 假性黑棘皮病的治疗措施主要是改善胰岛素抵抗程度及治疗高胰岛素血症，包括饮食、运动和药物治疗 3 个方面。	☐	☐
65. 治疗黑棘皮病的药物中，双胍类药物可改善机体对胰岛素的敏感性。	☐	☐

答案：

51. 否　52. 否　53. 是　54. 是　55. 是　56. 是　57. 是　58. 是　59. 否

60. 否　61. 是　62. 是　63. 是　64. 是　65. 是

重点提示：

◆ 目前常用的降脂药主要有 4 类：①胆酸结合树脂，如考来烯胺（消胆胺）；②他汀类药物（HMG-CoA 还原酶抑制剂），如辛伐他汀（舒降之）、普伐他汀（普拉固），主要降低胆固醇水平；③贝特类药，如吉非贝齐，非诺贝特，苯扎贝特，主要降低甘油三酯水平；④烟酸类。

◆ 肥胖与胆结石的形成有密切的关系。肥胖是胆结石的易患因素。首先，大部分肥胖症患者血中的甘油三酯和胆固醇持续处于一种升高状态，而多因素回归分析显示血清总胆固醇、甘油三酯等增高是胆结石形成的危险因素。其次，肥胖者 HMG-CoA 还原酶一直处于较高水平，因此其胆汁常呈过饱和状态，但胆汁酸池正常，而使胆固醇容易结晶、沉淀。第三，肥胖者在减体重的过程中，胆汁的胆固醇饱和度进一步增高，这可能是由于组织内多余的胆固醇移出之故。另外，进高热量或高胆固醇食物者，胆汁中胆固醇排出量增多，形成胆囊及胆管内胆固醇过饱和。

◆高血压患者应采用中度限盐饮食，即每日摄入食盐 1.5～3.0g。低盐饮食对钠敏感性高血压患者疗效好，可提高降压效果，减少降压药剂量，但对钠抵抗的高血压患者效果较差。

◆ 每日少量饮酒对血压影响不大，但每日饮酒量超过 40g 乙醇（酒精）者，高血压患病率和脑卒中发生率会大大提高。限制饮酒、少饮酒和不饮酒，对高血压的防治是有所裨益的。

◆ 脂肪组织的分布对其代谢起着决定作用。腹型肥胖者内脏脂肪堆积与胰岛素抵抗关系更为密切。影响老年人胰岛素敏感性的多种因素中，腹内脂肪因素占51%，而年龄因素仅占 1%。人体不同部位的脂肪分解速度不一样，周围皮下脂肪最快，腹部皮下脂肪次之，腹内脂肪最慢。腹型肥胖形成后，大量的游离脂肪酸和甘油进入肝脏，多方面影响机体物质代谢，构成了 2 型糖尿病的风险因素。

◆ 双胍类药物可改善机体对胰岛素的敏感性。有人认为这类药可使血中胰岛素受体数目增加及受体酪氨酸激酶活性增加。还有人认为这类药能促进葡萄糖转运子向细胞膜转位，增加肌肉及脂肪组织对葡萄糖的吸收，减轻胰岛素抵抗。

	是	否
66. 静脉补充还原型谷胱甘肽能明显改善患者的肝功能指标，如转氨酶。	☐	☐
67. 熊去氧胆酸多用于慢性活动性肝炎和肝内胆汁淤积症的治疗。	☐	☐
68. 肥胖女性易出现月经不调和不孕。	☐	☐
69. 肥胖男性易出现性功能障碍。	☐	☐
70. 对肥胖合并性功能障碍者，可给予奥司利他（赛尼可）、西地那非（万艾可）治疗。	☐	☐

答案：

　66. 是　67. 是　68. 是　69. 是　70. 是

重点提示：

　　◆ 还原型谷胱甘肽的商品名为泰特。在慢性肝脂肪变性中，由于肝内谷胱甘肽的减少，导致了肝脏的解毒功能下降。静脉补充还原型谷胱甘肽能明显改善患者的肝功能指标，如转氨酶。

　　◆ 熊去氧胆酸多用于慢性活动性肝炎和肝内胆汁淤积症的治疗。有研究表明，每日给予熊去氧胆酸 13~15mg/kg，12 个月，患者脂肪肝会明显逆转，且各项异常的肝功能指标会转为正常。

　　◆ 由于女性的新陈代谢率较男性低，且女性的脂肪合成能力较男性强，故女性更易出现肥胖。由于脂肪含量的增加，肥胖女性的雌激素和雄激素合成增加，常表现为高雌激素血症和高雄激素血症；此外，肥胖导致的瘦素和胰岛素抵抗，会促进脂肪合成的进一步增加；再者，瘦素抵抗本身可导致女性月经失调、不排卵，从而导致不孕。

　　◆ 肥胖男性出现性功能障碍的主要原因是脂肪细胞将雄激素转化为雌激素，导致雌激素增多，引起男性女性化、男性乳房发育。此外，重度肥胖者可出现垂体促性腺激素释放减少以及瘦素抵抗，对男性的性发育以及精子的形成会产生一定的影响。

六、肥胖症的自我调养

（一）心理调养

	是	否
1. 肥胖者在焦虑时吃得多，而且在任何情绪状态下，都会增加食欲。	□	□
2. 肥胖症的倾向常始于幼童时期。	□	□
3. 肥胖易损害人的心理健康，影响性格。	□	□
4. 节食是减肥成功与否的关键。	□	□
5. 调整食谱、限量进食、适当运动是现代减肥的总原则。	□	□
6. 通过精神分析治疗，可以提高肥胖者自我评价、增强肥胖者自我价值感、使其获得良好的体形。	□	□
7. 进行心理自我调节控制的过程中，肥胖者要培养让自己健康的责任心。	□	□
8. 减肥心理疗法是根据条件反射理论，纠正肥胖者因异常饮食习惯所造成的过食行为的一种方法。	□	□
9. 心理调养的常用方法中，厌恶训练是运用外界的因素使肥胖者产生厌恶心理，以抵制强烈的食物诱惑。	□	□
10. 心理调养的常用方法中，控制进食的速度的目的是引导肥胖者少吃。	□	□
11. 肥胖者心理调整的具体方法有厌恶法、相像法、转移法、自控法、意念瘦身法等。	□	□
12. 心理调养的常用方法中，转移法是指肥胖者无法摆脱强烈的食物诱惑时，可运用心理转移法，即把注意力转移到另一个具有吸引力的东西或某一项活动上去。	□	□

答案：

1. 是　2. 是　3. 是　4. 否　5. 是　6. 是　7. 是　8. 是　9. 是
10. 否　11. 是　12. 是

重点提示：

◆肥胖者往往有一种病态的食欲心理。紧张时，他们就想到进食，而事实上，此时他们需要的不是身体能量的补充，而仅是能消除身心紧张的咀嚼。有助于消除心理紧张的不是胃的满足，亦不是食物的味道，而仅仅是咀嚼的动作。

◆肥胖，对健康的危害不仅仅局限在生理上，它还会在心理上对肥胖者造成潜在的损害。其对儿童期、青少年期、中老年期均有不同程度的影响。

◆节食是一种勉强的、理性的、违反本意的自我进食限制，此种限制，只能维持在意识层面。在潜意识层面下的食欲，时时不忘冲破限制，来获得饱餐的满足。节食一段时间后，一旦发生体重减轻，多吃的毛病就会立即重犯。结果是节食减肥之后，一旦解禁吃得反而比以前更多。

◆精神分析的治疗不仅在于控制和减轻肥胖者的体重，关键还在于改变其体象（人对自己身体所给予的美丑、强弱等的主观评价）。通过这种方法的治疗，可提高肥胖者自我评价、增强肥胖者自我价值感、使其获得良好的体形。坚持良好的减肥心理暗示：坚信自己能成为一个苗条、健康的人；从减肥开始，可以每半月固定时间用固定的方式称体重，每次小小的进步都会激励你继续下去，让你感觉尝到甜头、养成习惯、情绪稳定，这样，就可以把减肥计划愉快地坚持下去。

◆心理调养的常用方法中，控制进食的速度并非引导肥胖者少吃，而是帮助他们掌握忍耐饥饿的技巧，用这种方法使他们逐渐确定合理的进食量。

◆肥胖者无法摆脱强烈的食物诱惑时，可运用心理转移法，即把注意力转移到另一个具有吸引力的东西或某一项活动上去。显然，转移法的效果取决于转移对象本身的吸引力大小。因此肥胖者要根据自己的爱好适当选择转移对象，吸引力越大，注意力转移越快，节制饮食的效果也就会越好。

（二）生活调养

	是	否
1. 女性在怀孕后，脸上或脖子上可能会出现棕色孕斑，还有些孕妇脸上原有斑点的颜色会加深，此时孕妇可适量食用含维生素 E 丰富的食物以减轻症状，同时还要注意防晒。	□	□
2. 女性在怀孕后头发会变得更加浓密。	□	□
3. 体毛的快速增长也是女性怀孕后的生理变化。	□	□
4. 女性在怀孕后，戴隐形眼镜会感到很不舒服。	□	□
5. 在所有的生理变化中，脊柱方面的改变常常会给孕妇带来很大的不适。	□	□
6. 母乳喂养，产后 6 个月可考虑先断乳再瘦身。	□	□
7. 女性产后如果未哺乳，可在产后 2 个月开始瘦身。	□	□
8. 孕期妇女每周适宜增重 0.5kg，过重妇女每周 0.25kg。	□	□
9. 一般认为产后生理上的恢复期需要 42 天左右，也就是人们常说的"坐月子"阶段，这个时期在医学上称为产褥期。	□	□
10. 产后 6 周，如果体重超过怀孕前体重的 10% 即定义为产后肥胖。	□	□
11. 在怀孕的最后几周，孕妇应采用低热量饮食，可进食适量的糖类、优质蛋白质、含丰富的维生素及矿物质的食物。	□	□
12. 坐月子饮食应以优质蛋白质、高纤维及富含多种维生素及矿物质的食物为主。尽量减少油脂的摄入。	□	□
13. 儿童不提倡短期快速减肥，减肥过程中也不要急于降低体重，一般来说，减肥速度控制在每月相对体重减少 1.5~2kg 较为合适，或在身高增加的同时体重保持不变。	□	□
14. 中年人减肥时，1 年减掉 10kg 是最理想的。	□	□
15. 40 岁以上的男士在健身时一定要注意对膝、踝等部位的保护。	□	□
16. 40 岁以上的男士健身时应该减少大量的器械训练，应以有氧运动为主，可简单练一下腹肌和背肌。	□	□

答案：

1. 是　2. 是　3. 是　4. 是　5. 是　6. 是　7. 否　8. 是　9. 是
10. 是　11. 是　12. 是　13. 是　14. 否　15. 是　16. 是

重点提示：

◆ 女性在怀孕后，脸上或脖子上可能出现棕色孕斑，还有些孕妇脸上原有斑点的颜色加深，此时孕妇可适量食用含维生素 E 丰富的食物以减轻症状，同时还要注意防晒。

◆ 女性怀孕后雌激素分泌会增多，可直接提高头发的生长率，可使头发的生长率提高 20%，此时女性的头发会变得更加浓密。但与此同时，雌激素的分泌又刺激了雄激素的分泌，所以体毛的快速增长也是女性怀孕后的生理变化。

◆ 怀孕后戴隐形眼镜会感到很不舒服，这是因为怀孕后激素的波动导致视网膜增厚。

◆ 在所有的生理变化中，脊柱方面的改变常常会给孕妇带来很大的不适。孕妇常感到腰背疼痛是因为怀孕后过度拉伸的腹肌失去了对腰椎的支持作用，子宫重量的增加也给腰椎施加了更多的压力，再加上脊椎间的韧带在孕激素的作用下变得松弛，脊椎稳定性变差，因此使腰椎弯曲变大。同样，孕妇经常感到颈部疼痛是因为乳房重量的增加给颈椎施加了更多的压力，使颈椎弯曲也变大。

◆ 产后立即进行剧烈运动，很可能会影响子宫的康复并引起出血，严重时还会使生产时的手术创面或会阴切口再次遭受损伤。母乳喂养，产后 6 个月可考虑先断乳再瘦身。如果未哺乳，可在产后 3 个月开始瘦身。

◆ 根据孕妇的 BMI（体质指数），孕妇最适宜增重的范围是：①BMI<19.8 者应增加 12.7~18.2kg；②BMI 在 19.8~26 者应增重 6.8~11.4kg；③BMI>26 者应增重 6.8kg。孕期每周适宜增重 0.5kg，过重妇女每周 0.25kg。若每月增重小于 1kg 或大于 3kg 就应增加监测次数。

◆ 如果在中年前后才打算减肥，最好是花较长的时间，慢慢地将体重减轻。1 年减掉 5kg，既可达到减肥的目的，又能拥有健康的身体，是最适当的。

◆ 40 岁以上的男士，骨骼已经完全停止增长，而且骨骼中的钙会慢慢减少，因此在健身时一定要注意对膝、踝等部位的保护。

◆ 40 岁以上的男士皮肤和肌肉都开始退化，因此应该减少大量的器械训练，应以有氧运动为主，可简单练一下腹肌和背肌。即便是上器械，也要在坚持有氧运动 20 天之后，并应坚持小运动量。

	是	否
17. 把锻炼放在晚上 10 点之后会影响睡眠和第二天的精神状态。	☐	☐
18. 无论做什么运动，都应该先做无氧运动，再做局部训练。	☐	☐
19. 只吃蔬菜和水果，就一定可以健康地瘦下来。	☐	☐
20. 低脂肪或者无脂肪食物不含热量。	☐	☐
21. 高蛋白、低淀粉的食物结构有利于健康地减肥。	☐	☐
22. 吃肉不利于健康，也不利于减肥。	☐	☐
23. 种子类食物富含脂肪，千万不能吃。	☐	☐
24. 乳制品富含脂肪又不健康。	☐	☐

答案：

17. 是　18. 否　19. 否　20. 否　21. 否　22. 否　23. 否　24. 否

重点提示：

◆ 科学证明，人的黄金睡眠时间是 22 点到第二天 2 点，把锻炼放在晚上 10 点之后会引起神经兴奋，影响睡眠和第二天的精神状态。

◆ 无论做什么运动，都应该先做有氧运动，再做局部训练，这样效果比较好，只做局部训练而不做有氧运动是没有效果的。

◆ 长期单一结构饮食会引发营养不良等疾病，因为铁、钙、维生素 D、维生素 B_{12}、锌、动物蛋白等这些人体所必需的营养物质，通常都不能只靠蔬菜和水果供给。所以，应选择各种富含上述物质的食物，合理搭配健康的饮食。

◆ 低脂肪食物通常比同等质量的高脂肪食物所含的热量要低，但是也会有例外情况出现，有时候低脂肪食物的热量会和等质量高脂肪食物的热量一样多，甚至更多。因为低脂肪食物可能会添加大量的糖、面粉或者淀粉黏稠剂来定形，而这些添加剂都是高热量的。

◆ 只吃高蛋白物质如鸡蛋、肉类、奶酪等，会造成营养失衡。同时，还可能因此摄入过多的脂肪和胆固醇，增加心血管疾病的发病概率。如果每天摄入少于 130g 的淀粉类物质，就会使人体血液中的酮类物质含量升高，从而使尿酸含量升高，引发肾结石和痛风。

◆ 吃少量的肉是健康减肥的一部分。鸡肉、猪肉、鱼肉等都含有一定的胆固醇和饱和脂肪酸，但是它们也含有一些健康的元素，如蛋白质、铁、锌等。所以，肥胖症患者应尽量选择精瘦的肉，比如猪里脊、牛排等，同时也要注意摄入食物的量。

◆ 种子类食物如花生、葵花子等确实富含脂肪，但也含多种不饱和脂肪酸，其中亚油酸、亚麻酸等对人体有很大好处。同时它们还富含蛋白质、膳食纤维、多种矿物质。适量进食种子类食物有利于健康。

◆ 那些低脂或者脱脂奶、酸奶以及奶酪和全牛奶一样富含营养，却含有更少的脂肪和热量。它们富含各种蛋白质和钙元素以及维生素 D，对人体的肌肉和骨骼健康有重要作用。

	是	否
25. 老年肥胖合并疾病较多时，应以治疗疾病为主，减肥的目的在于更好地控制疾病。	□	□
26. 女性每个月经期过后至排卵前，是消耗脂肪的最好时机。	□	□
27. 月经期可稍放慢减肥速度，饮食要多补充含铁丰富的食物，但要计算分量。	□	□
28. 月经周期的第 14~20 天最适合减肥，若饮食控制得当，会很容易看到体重下降。	□	□
29. 想要消耗脂肪，应该选择下午至傍晚运动。	□	□
30. 开怀大笑可以减肥。	□	□
31. 甜食是发胖的主要原因。	□	□
32. 可以采用晚上大量饮茶，以少睡觉的方式来减肥。	□	□
33. 喝淡茶就能对减肥有帮助。	□	□
34. 喝茶减肥效果可长期维持。	□	□
35. 很少吃主食的人，减肥效果很难长期维持。	□	□
36. 生啤酒喝了很容易使人发胖，比较适合瘦人饮用，而不适合肥胖人群减肥时饮用。	□	□
37. 肥胖者多吃土豆和红薯能够抑制代谢综合征，起到一定的保护心脏、血管的作用。	□	□
38. 女性早餐吃得越多越能减肥。	□	□

答案:

25. 是　26. 是　27. 是　28. 否　29. 是　30. 是　31. 否　32. 否　33. 否
34. 否　35. 是　36. 是　37. 是　38. 是

重点提示:

◆①月经期因为流失较多铁质,所以可稍放慢减肥速度,但饮食要多补充含铁丰富的食物;②月经周期的第7~13天,人体的身心状况最佳,最适合减肥,若饮食控制得当,会很容易看到体重下降;③月经周期的第14~20天,容易食欲大增,故除了要特别注意控制饮食外,还要增加一点运动量以抑制食欲,也可吃一些低热量高纤维食物增加饱腹感;④月经周期的第21~28天,容易心情烦躁,而且身体容易出现水肿现象,可增加红豆汤、冬瓜汤等,以改善水肿现象,勿吃太咸、重口味食物,再加上增加运动量及饮食控制,此时体重还是会稍微下降。

◆想要消耗脂肪,应该选择下午至傍晚运动。因为此时人体处于新陈代谢的巅峰,能达到最好的减肥效果。

◆开怀大笑不仅有助于身体健康,而且还可以减肥。大笑1小时可以燃烧100kcal的热量,大约是一小包洋芋片及小条巧克力所含的热量。大笑可以强化免疫系统,有助于身体对抗感冒等疾病。大笑时脸部肌肉也可以获得运动,有助肌肤健康。

◆甜食并非发胖的主要原因。在肥胖人群的饮食研究中,科学家未能确定任何一种食物或饮料是造成肥胖的根本原因。所以,人们应当通过健康的饮食和生活方式,来达到控制体重的目的,而不应当简单地禁用甜味食品和饮料。

◆饮茶减肥一般应选在早晨和上午比较合适。上午人体代谢率比较高,工作任务也比较重,适合饮用较浓的茶。如果在下午5点以后饮茶,有可能造成晚上失眠。而睡眠减少并不能达到减肥效果,因为睡眠不足不仅会降低机体抵抗力,而且还会升高血糖,提高促进食欲的激素水平。

◆任何减肥活性物质,都需要足够的剂量才能发挥效应。研究显示,若想有效减肥,每天茶多酚的摄入量要在90~690mg之间。仅仅喝三两杯清香淡茶,是起不了减肥作用的。

◆饮茶对体重的控制不一定具有长期的维持效果。一旦停止饮茶,体重就很可能会反弹。所以,保持一个长期的喝茶习惯对减肥可能是必要的。

◆ 很少吃主食的人，减肥效果很难长期维持，而且会因为缺乏碳水化合物，而容易导致神经系统能量不足，发生记忆力下降，失眠，低血糖等不良反应，甚至会使人脾气变坏。

◆ 女性早餐吃得越多越能减肥是由于早餐摄入足够多的蛋白质和碳水化合物，能够抑制身体对甜食或淀粉类食物的欲望，而且能够促进新陈代谢。

下　篇

预 防 训 练

一、青少年徒手瘦身训练操

（一）头部运动

【第一节】本节动作反复交叉做4次。

<步骤一> 站立、双手叉腰，两脚分开与肩同宽（图1-1）。

<步骤二> 左脚前伸再收回，头同时前屈再收回（图1-2）。

<步骤三> 右脚前伸再收回，头同时前屈再收回。

<步骤四> 左脚前伸再收回，头同时后屈再收回（图1-3）。

<步骤五> 右脚前伸再收回，头同时后屈再收回。

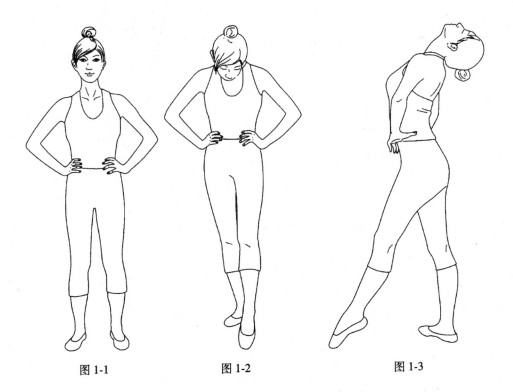

图1-1　　　　　　　　　图1-2　　　　　　　　　图1-3

【第二节】本节动作反复交叉做 4 次。

<步骤一>　分脚直立，头正直，两手叉腰（图 1-1）。

<步骤二>　左脚前伸再收回，头左侧屈再收回（图 1-4）。

<步骤三>　右脚前伸再收回，头右侧屈再收回。

<步骤四>　左脚前伸再收回，头右侧屈再收回（图 1-5）。

<步骤五>　右脚前伸再收回，头左侧屈再收回

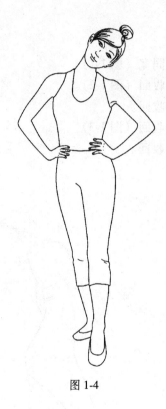 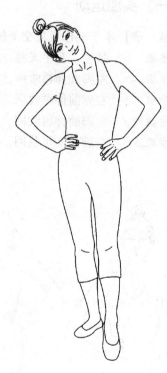

图 1-4　　　　　　　　　　　　　　　　　图 1-5

【第三节】本节动作反复交叉做 4 次。

<步骤一>　直立，头正直，两手垂于体侧（图 1-6）。

<步骤二>　左脚侧出，左臂侧平举，同时左转头 90°（图 1-7）。

<步骤三>　左脚并于右脚，头还原，右臂胸前平屈，手指触右肩（图 1-8）。

<步骤四>　右脚侧出，右臂侧平举，同时右转头 90°。

<步骤五>　右脚并于左脚，头还原，左臂胸前平屈，手指触左肩。

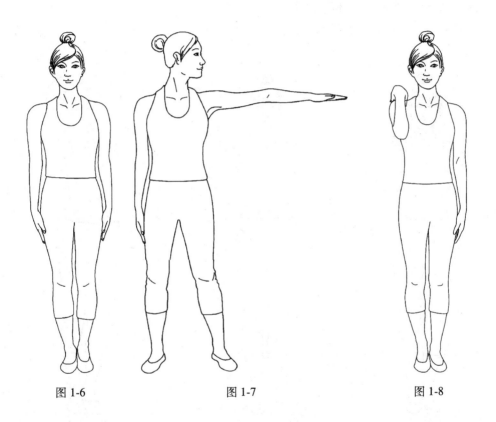

图 1-6　　　　　　　　　　　图 1-7　　　　　　　　　　　图 1-8

【第四节】本节动作反复交叉做 4 次。

<步骤一>　直立，两臂胸前交叉（图 1-9）。

<步骤二>　双臂平举（图 1-10）。

<步骤三>　头部向左环绕 1 周（图 1-11）。

<步骤四>　恢复初始姿势（图 1-9）。

<步骤五>　双臂平举。

<步骤六>　头部向右环绕 1 周。

<步骤七>　恢复初始姿势。

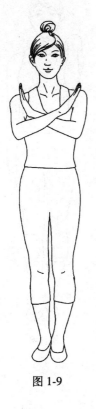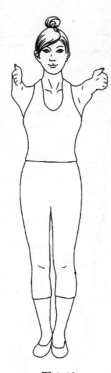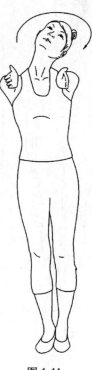

图 1-9　　　　　　　　　图 1-10　　　　　　　　　图 1-11

（二）肩部运动

【第一节】本节动作反复交叉做 4 次。

<步骤一> 直立，两手垂于体侧（图 1-6）。

<步骤二> 右脚在左脚后交叉点地，两腿半蹲，同时右肩上提，头左转（图 1-12）。

<步骤三> 左脚侧出成开立，目视前方（图 1-13）。

<步骤四> 两肩同时上提 2 次（图 1-14）。

<步骤五> 恢复初始姿势。

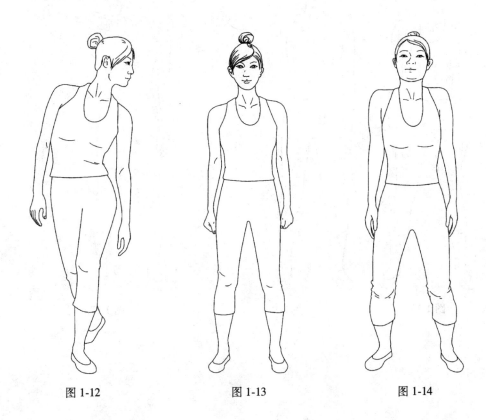

图 1-12　　　　　　　图 1-13　　　　　　　图 1-14

<步骤六> 左脚在右脚后交叉点地，两腿半蹲，同时左肩上提，头右转。

<步骤七> 右脚侧出成开立，目视前方。

<步骤八> 两肩同时上提 2 次。

<步骤九> 恢复初始姿势。

【第二节】本节动作反复交叉做 4 次。

<步骤一> 直立，两腿分开，两手垂于体侧（图 1-15）。

<步骤二> 左手握拳，小臂经内侧绕至侧举旋转 2 周（图 1-16、图 1-17）。

<步骤三> 右手握拳，小臂经内侧绕至侧举旋转 2 周。

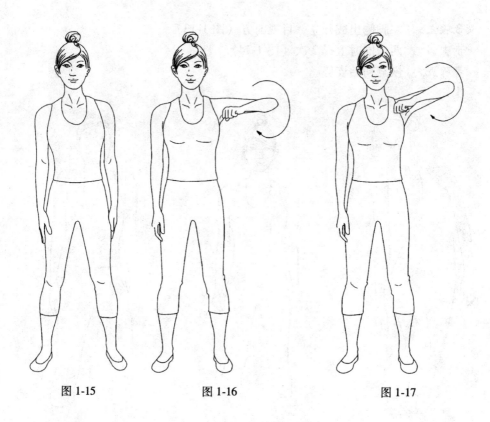

图 1-15   图 1-16   图 1-17

【第三节】本节动作反复交叉做4次。

<步骤一>　直立，两脚分开，两手握拳垂于体侧（图1-18）。

<步骤二>　两臂经体前交叉向上绕至侧上举，同时屈膝半蹲，拳变掌，掌心相对（图1-19）。

<步骤三>　两臂上举交叉向下绕至肩侧屈，站起，两脚开立，掌变拳（图1-20）。

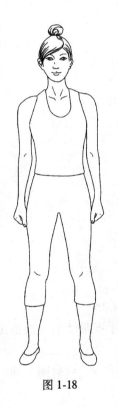

图1-18

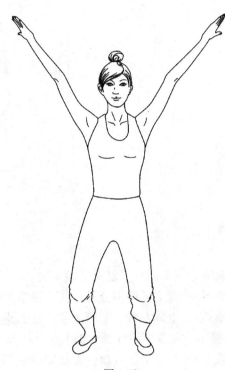

图1-19

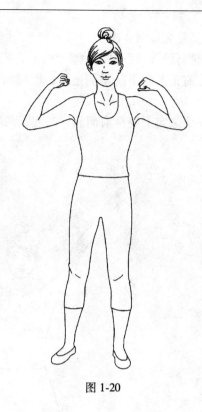

图 1-20

【第四节】 本节动作反复交叉做 4 次。

<步骤一>　直立，两脚分开，两手握拳垂于体侧（图 1-18）。

<步骤二>　上体左转，左脚上前一步，重心前移，右手握拳经肩上向前上方伸出，拳变掌，左臂下举（图 1-21）。

<步骤三>　右脚上前点地，左腿屈膝成后弓步，两臂下举。双肩同时向后环绕 2 周（图 1-22、图 1-23）。

<步骤四>　恢复初始姿势。

<步骤五>　上体右转，右脚上前一步，重心前移，左手握拳经肩上向前上方伸出，拳变掌，右臂下举。

<步骤六>　左脚上前点地，右腿屈膝成后弓步，两臂下举。双肩同时向后环绕 2 周。

<步骤七>　恢复初始姿势。

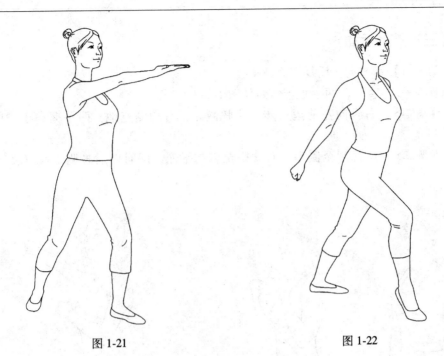

图 1-21   图 1-22

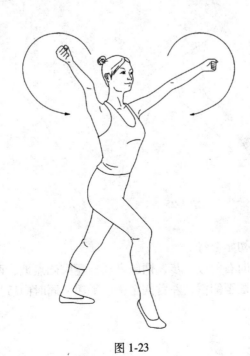

图 1-23

（三）扩胸运动

【第一节】本节动作反复交叉做 4 次。

<步骤一> 直立，两手垂于体侧（图 1-24）。

<步骤二> 右脚向左前迈一步，两膝微屈，右脚侧点地，两手握拳于胸前（图 1-25）。

<步骤三> 左臂摆至侧举，右臂摆至胸前平屈，同时向后抻胸 1 次（图 1-26）。

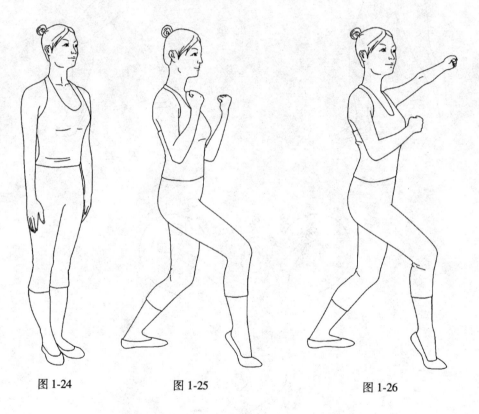

图 1-24　　　　　　　　　图 1-25　　　　　　　　　图 1-26

<步骤四> 恢复初始姿势。

<步骤五> 左脚向右前迈一步，两膝微屈，左脚侧点地，两手握拳于胸前。

<步骤六> 右臂摆至侧举，左臂摆至胸前平屈，同时向后抻胸 1 次。

【第二节】本节动作反复交叉做 4 次。

<步骤一>　直立，两手垂于体侧（图 1-6）。

<步骤二>　上体左转 45°，右脚向左侧前方迈一步（图 1-27）。

<步骤三>　提左膝，右臂经前向下，左臂经下向前上，同时向后抻胸 1 次（图 1-28）。

<步骤四>　恢复初始姿势（图 1-6）。

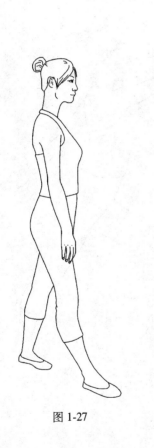

图 1-27

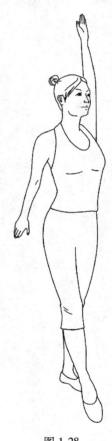

图 1-28

<步骤五>　上体右转 45°，左脚向右侧前方迈一步。

<步骤六>　提右膝，左臂经前向下，右臂经下向前上，同时向后抻胸 1 次。

<步骤七>　恢复初始姿势。

【第三节】本节动作反复交叉做4次。

<步骤一>　直立，两手垂于体侧（图1-29）。

<步骤二>　左脚后伸成弓步，左臂上摆，右臂下摆，向后抻胸1次（图1-30）。

<步骤三>　恢复初始姿势。

<步骤四>　右脚后伸成弓步，右臂上摆，左臂下摆，向后抻胸1次。

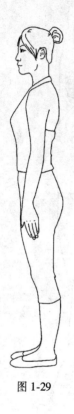

图1-29

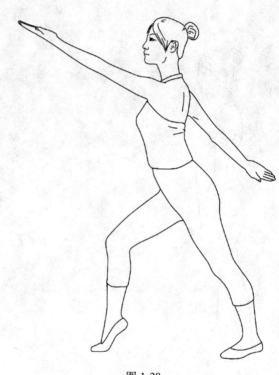

图1-30

【第四节】本节动作反复交叉做 4 次。

<步骤一> 直立，两手垂于体侧（图 1-24）。

<步骤二> 右脚向左后方退一步，两膝微屈，右脚侧点地，两手握拳经前下，左臂摆至侧下举，右臂胸前平屈向后抻胸 1 次（图 1-31）。

<步骤三> 恢复初始姿势。

<步骤四> 左脚向右后方退一步，两膝微屈，左脚侧点地，两手握拳经前下，右臂摆至侧下举，左臂胸前平屈向后抻胸 1 次。

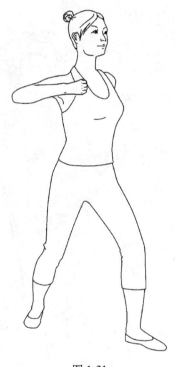

图 1-31

【第五节】本节动作反复做 4 次。

<步骤一> 直立，两手垂于体侧（图 1-6）。

<步骤二> 并腿屈膝，两腿分开，同时两臂胸前屈，低头含胸（图 1-32）。

<步骤三> 站起，两臂摆至肩侧屈，同时扩胸，抬头（图 1-33）。

<步骤四> 恢复初始姿势。

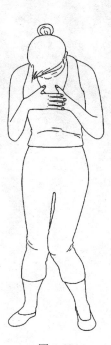

图 1-32

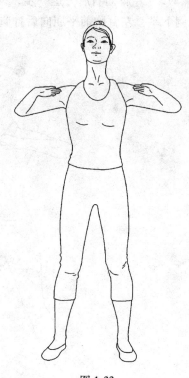

图 1-33

（四）体侧运动

【第一节】本节动作反复交叉做 4 次。

<步骤一>　直立，两手垂于体侧（图 1-6）。

<步骤二>　左脚侧出一步，两手握拳前举（图 1-34）。

<步骤三>　左脚收回，两臂下举（图 1-35）。

<步骤四>　左脚侧出一步，两臂侧举（图 1-36）。

<步骤五>　左脚收回，两臂下举（图 1-35）。

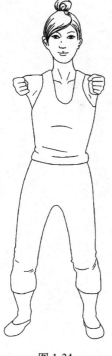

图 1-34

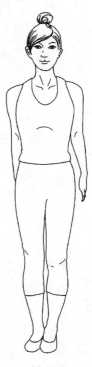

图 1-35

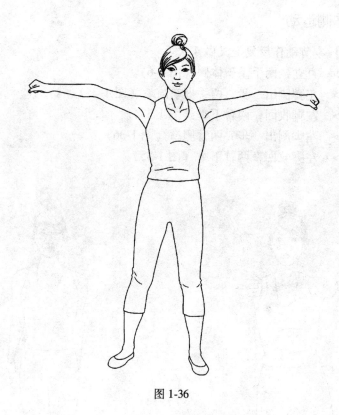

图 1-36

<步骤六> 恢复初始姿势。
<步骤七> 右脚侧出一步，两手握拳前举。
<步骤八> 右脚收回，两臂下举。
<步骤九> 右脚侧出一步，两臂侧举。
<步骤十> 右脚收回，两臂下举。

【第二节】本节动作反复交叉做4次。

<步骤一> 直立，两手垂于体侧（图1-24）。

<步骤二> 左脚前迈成弓步，左手扶左膝。右臂侧上举，五指并拢，同时上体向左侧屈1次（图1-37）。

<步骤三> 恢复初始姿势。

<步骤四> 右脚前迈成弓步，右手扶右膝。左臂侧上举，五指并拢，同时上体向右侧屈1次。

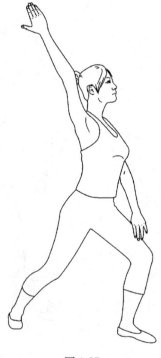

图 1-37

【第三节】本节动作反复交叉做4次。

<步骤一>　直立，两手握拳垂于体侧（图1-18）。

<步骤二>　两腿半蹲，同时两臂在体前下方交叉，拳变掌（图1-38）。

<步骤三>　重心移至左脚，上体向左侧屈，同时两臂向左上方伸出，五指张开，掌心向里（图1-39）。

<步骤四>　恢复初始姿势。

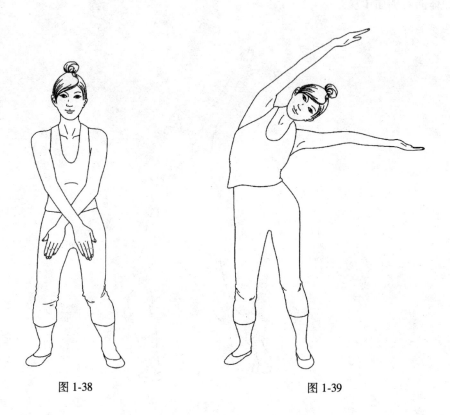

图1-38　　　　　　　　　　　　　　　　　图1-39

<步骤五>　两腿半蹲，同时两臂在体前下方交叉，拳变掌。

<步骤六>　重心移至右脚，上体向右侧屈，同时两臂向右上方伸出，五指张开，掌心向里。

<步骤七>　恢复初始姿势。

（五）体转运动

【第一节】本节动作反复交叉做 4 次。

<步骤一>　直立，两脚分开，两手垂于体侧（图 1-15）。

<步骤二>　双手扶后脑，上体左转 90°（图 1-40）。

<步骤三>　恢复初始姿势。

<步骤四>　双手扶后脑，上体右转 90°。

<步骤五>　恢复初始姿势。

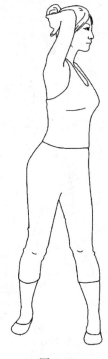

图 1-40

【第二节】本节动作反复交叉做4次。

<步骤一>　直立，两手垂于体侧（图1-6）。

<步骤二>　左脚侧出一步成马步，上体左转90°，两臂侧举，掌心向上（图1-41）。

<步骤三>　恢复初始姿势。

<步骤四>　右脚侧出一步成马步，上体右转90°，两臂侧举，掌心向上。

<步骤五>　恢复初始姿势。

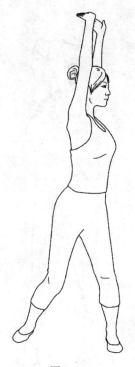

图 1-41

【第三节】本节动作反复交叉做 4 次。

<步骤一>　直立，两手垂于体侧（图 1-6）。

<步骤二>　左脚向左迈出一步，脚尖向左，两臂胸前平屈，掌心向上，上体左转 90°（图 1-42）。

<步骤三>　上体右转 180°（图 1-43）。

<步骤四>　上体左转 180°，同时左手腰间抱拳，右手向前冲拳（图 1-44）。

<步骤五>　恢复初始姿势。

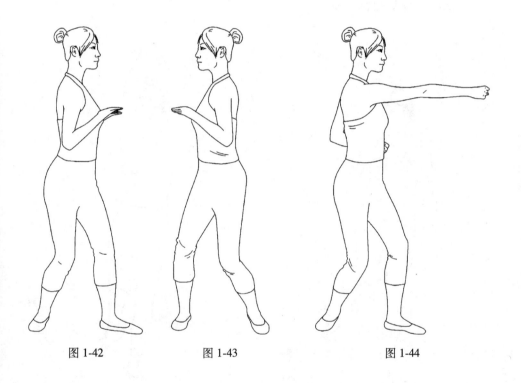

图 1-42　　　　　　　　　图 1-43　　　　　　　　　图 1-44

<步骤六>　右脚向右迈出一步，脚尖向右，两臂胸前平屈，掌心向上，上体右转 90°。

<步骤七>　上体左转 180°。

<步骤八>　上体右转 180°，同时右手腰间抱拳，左手向前冲拳。

<步骤九>　恢复初始姿势。

（六）踢腿运动

【第一节】本节动作反复交叉做4次。

<步骤一> 直立，两手垂于体侧（图1-6）。

<步骤二> 提左膝，两手握拳，胸前平屈（图1-45）。

<步骤三> 恢复初始姿势。

<步骤四> 左腿前踢，两臂经侧上举击掌（图1-46）。

<步骤五> 恢复初始姿势。

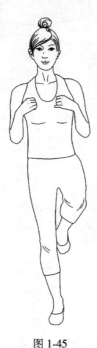

图1-45

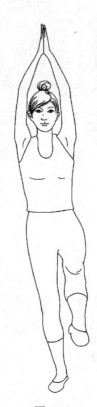

图1-46

<步骤六> 提右膝，两手握拳，胸前平屈。

<步骤七> 恢复初始姿势。

<步骤八> 右腿前踢，两臂经侧上举击掌。

<步骤九> 恢复初始姿势。

【第二节】本节动作反复交叉做 4 次。

<步骤一>　直立，两手垂于体侧（图 1-6）。

<步骤二>　左脚后踢，同时左手经脑前平屈向左侧上方伸出，五指并拢伸直（图 1-47）。

<步骤三>　恢复初始姿势。

<步骤四>　右脚后踢，同时右手经脑前平屈向右侧上方伸出，五指并拢伸直。

<步骤五>　恢复初始姿势。

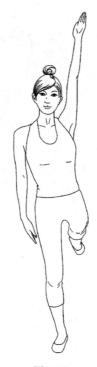

图 1-47

【第三节】本节动作反复交叉做 4 次。

<步骤一> 直立，双手叉腰，两脚分开（图 1-1）。

<步骤二> 右脚向左前方迈出一步（图 1-48）。

<步骤三> 左腿侧踢（图 1-49）。

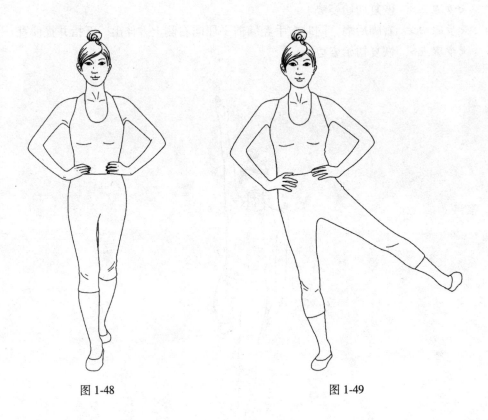

图 1-48　　　　　　　　　　　　　　图 1-49

<步骤四> 恢复初始姿势。

<步骤五> 左脚向右前方迈出一步。

<步骤六> 右腿侧踢。

<步骤七> 恢复初始姿势。

【第四节】本节动作反复交叉做 4 次。

<步骤一>　直立，两手垂于体侧（图 1-6）。

<步骤二>　身体左转 90°，同时左脚向前一步，两手握掌向前冲出（图 1-50）。

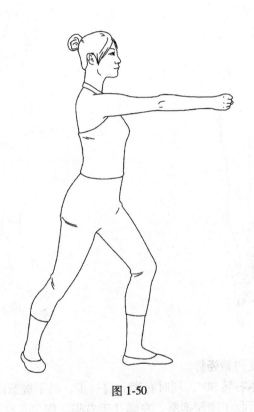

图 1-50

<步骤三>　两臂收于腰间抱拳，右脚并于左脚，脚尖点地（图 1-51）。

<步骤四>　右脚前踢，两臂向前冲拳（图 1-52）。

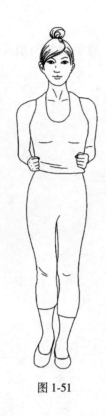

图 1-51

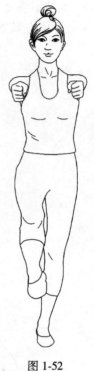

图 1-52

<步骤五> 恢复初始姿势。

<步骤六> 身体右转 90°，同时右脚向前一步，两手握掌向前冲出。

<步骤七> 两臂收于腰间抱拳，左脚并于右脚，脚尖点地。

<步骤八> 左脚前踢，两臂向前冲拳。

<步骤九> 恢复初始姿势。

（七）髋部运动

【第一节】本节动作反复交叉做 4 次。

<步骤一>　直立，两手垂于体侧（图 1-6）。

<步骤二>　向左扭髋 2 次，左手虎口触腹部左侧（图 1-53）。

<步骤三>　向右扭髋 2 次，右手虎口触腹部左侧。

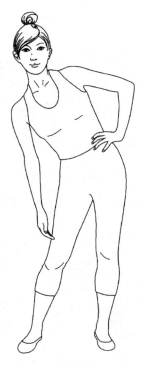

图 1-53

【第二节】本节动作反复交叉做4次。

<步骤一>　直立，两手垂于体侧（图1-6）。

<步骤二>　向左扭髋2次，左臂弯曲，手指触肩（图1-54）。

<步骤三>　向右扭髋2次，右臂弯曲，手指触肩。

<步骤四>　向左扭髋2次，两臂上伸，五指并拢，掌心朝前（图1-55）。

<步骤五>　向右扭髋2次，两臂上伸，五指并拢，掌心朝前。

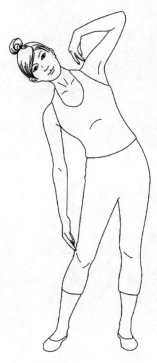

图 1-54

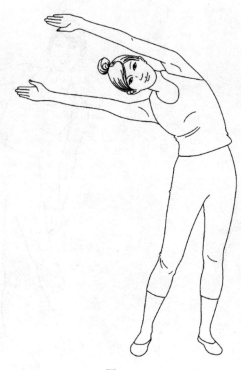

图 1-55

【第三节】本节动作反复交叉做 4 次。

<步骤一> 直立，两手垂于体侧（图 1-6）。

<步骤二> 右脚向左后方做垫步，同时两手握拳，左臂胸前平屈，右臂侧举，上体朝前（图 1-56）。

<步骤三> 恢复初始姿势。

<步骤四> 左脚向右后方做垫步，同时两手握拳，右臂胸前平屈，左臂侧举，上体朝前。

<步骤五> 恢复初始姿势。

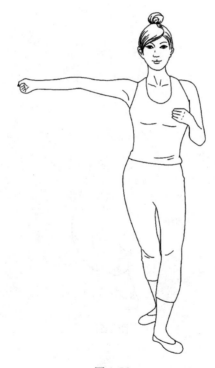

图 1-56

【第四节】本节动作反复交叉做4次。

<步骤一> 直立，两手垂于体侧握拳，两脚分开同肩宽（图1-18）。

<步骤二> 两脚并拢半蹲，髋左转，同时左臂摆至胸前平屈，右臂摆至侧举（图1-57）。

<步骤三> 恢复初始姿势。

<步骤四> 两脚并拢半蹲，髋右转，同时右臂摆至胸前平屈，左臂摆至侧举。

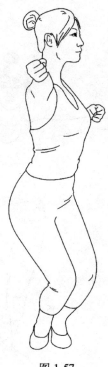

图 1-57

【第五节】本节动作反复交叉做 4 次。

<步骤一>　分脚直立，两手垂于体侧握拳（图 1-18）。

<步骤二>　左腿前伸成弓步，抬头挺胸，同时两手掌向前推出（图 1-58）。

<步骤三>　左腿收回，双腿半蹲，两手收至胸前平屈，低头（图 1-59）。

<步骤四>　恢复初始姿势。

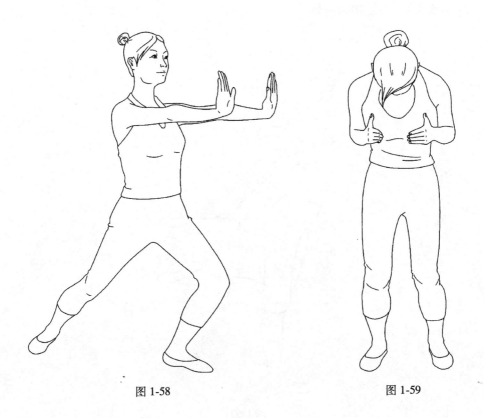

图 1-58　　　　　　　　　　　　　　　　　　图 1-59

<步骤五>　右腿前伸成弓步，抬头挺胸，同时两手掌向前推出。

<步骤六>　右腿收回，双腿半蹲，两手收至胸前平屈，低头。

<步骤七>　恢复初始姿势。

【第六节】本节动作反复交叉做 4 次。

<步骤一>　直立，两手垂于体侧（图 1-29）。

<步骤二>　左小腿后踢，两臂后摆（图 1-60）。

<步骤三>　恢复初始姿势。

<步骤四>　右小腿后踢，两臂后摆。

<步骤五>　恢复初始姿势。

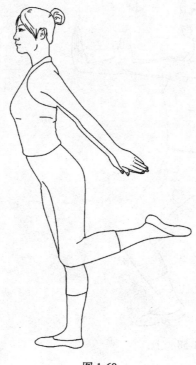

图 1-60

【第七节】本节动作反复交叉做 4 次。

<步骤一>　直立，两手垂于体侧（图 1-6）。

<步骤二>　左脚侧出，向左顶髋，同时两臂屈肘上举（图 1-61）。

<步骤三>　恢复初始姿势。

<步骤四>　右脚侧出，向右顶髋，同时两臂屈肘上举。

<步骤五>　恢复初始姿势。

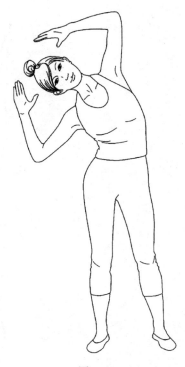

图 1-61

（八）全身运动

【第一节】本节动作反复交叉做4次。

<步骤一>　分脚直立，两手垂于体侧握拳（图1-18）。

<步骤二>　左脚开始踏步4次，两臂自然摆动（图1-62）。

<步骤三>　左脚向左侧出一步（图1-15）。

<步骤四>　右脚向左侧前方迈一步，脚跟点地，两臂上举（图1-63）。

<步骤五>　恢复初始姿势。

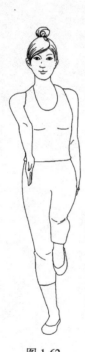

图 1-62

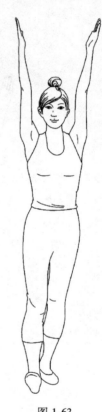

图 1-63

<步骤六>　右脚开始踏步4次，两臂自然摆动。

<步骤七>　右脚向右侧出一步。

<步骤八>　左脚向右侧前方迈一步，脚跟点地，两臂上举。

<步骤九>　恢复初始姿势。

【第二节】本节动作反复交叉做 4 次。

<步骤一> 分脚直立，两手垂于体侧握拳（图 1-18）。

<步骤二> 左脚向左斜前方迈一步，双手叉腰（图 1-64）。

<步骤三> 左腿站直，右腿屈膝抬起，上体朝左侧前方（图 1-65）。

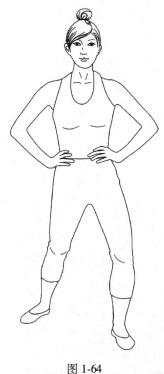 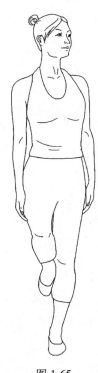

图 1-64 图 1-65

<步骤四> 右腿向后伸出落地（图 1-66）。

<步骤五> 左腿后撤成右弓步，两臂上举（图 1-67）。

<步骤六> 恢复初始姿势。

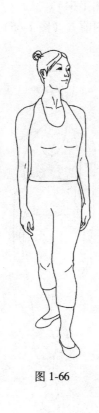

图 1-66

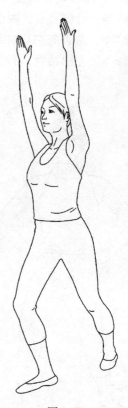

图 1-67

<步骤七> 右脚向右斜前方迈一步，双手叉腰。

<步骤八> 右腿站直，左腿屈膝抬起，上体朝右侧前方。

<步骤九> 左腿向后伸出落地。

<步骤十> 右腿后撤成左弓步，两臂上举。

<步骤十一> 恢复初始姿势。

【第三节】本节动作反复交叉做 4 次。

<步骤一> 直立，两手垂于体侧（图 1-6）。

<步骤二> 左脚上前一步，右脚跟上，屈膝点地，两臂经体前交叉向外绕至侧上举，抬头（图 1-68）。

<步骤三> 右脚后伸落地，左脚跟上，两臂经体前交叉向外绕至侧上举（图 1-69）。

<步骤四> 左脚伸出成马步，左臂侧上举，右手扶左膝，目视前方（图 1-70）。

<步骤五> 恢复初始姿势。

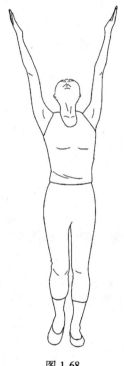

图 1-68

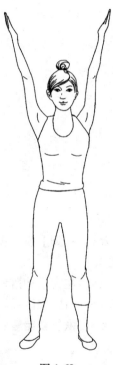

图 1-69

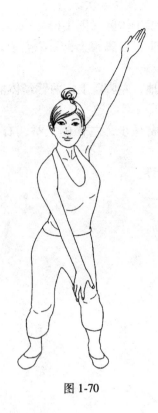

图 1-70

　　<步骤六>　右脚上前一步，左脚跟上，屈膝点地，两臂经体前交叉向外绕至侧上举，抬头。

　　<步骤七>　左脚后伸落地，右脚跟上，两臂经体前交叉向外绕至侧上举。

　　<步骤八>　右脚伸出成马步，右臂侧上举，左手扶右膝，目视前方。

　　<步骤九>　恢复初始姿势。

【第四节】本节动作反复交叉做 4 次。

<步骤一>　直立，两脚分开，两手垂于体侧（图 1-15）。

<步骤二>　两腿屈膝蹲下，两手扶膝（图 1-71）。

<步骤三>　两腿伸直站起，左脚迈出一步，脚尖向左，身体左转，两臂上扬（图 1-72）。

<步骤四>　恢复初始姿势。

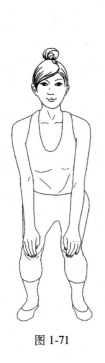

图 1-71

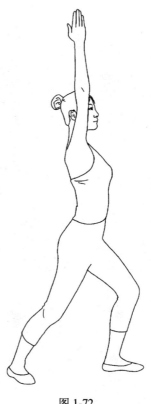

图 1-72

<步骤五>　两腿屈膝蹲下，两手扶膝。

<步骤六>　两腿伸直站起，右脚迈出一步，脚尖向右，身体右转，两臂上扬。

<步骤七>　恢复初始姿势。

（九）跳跃运动

【第一节】本节动作反复交叉做 4 次。

<步骤一> 分脚直立，两手垂于体侧握拳（图 1-18）。

<步骤二> 左脚开始向前做跑跳步 4 次（图 1-73）。

<步骤三> 后退做跑跳步 4 次。

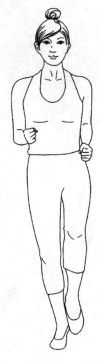

图 1-73

【第二节】本节动作反复交叉做 4 次。

<步骤一>　分脚直立，两手垂于体侧（图 1-15）。

<步骤二>　分腿跳，两臂从腰间向前推掌（图 1-74）。

<步骤三>　并腿跳，两臂收至腰间抱拳（图 1-75）。

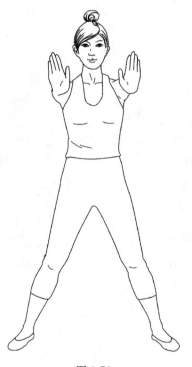

图 1-74

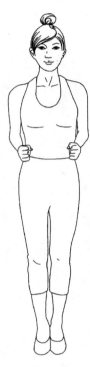

图 1-75

【第三节】本节动作反复交叉做 4 次。

<步骤一> 分脚直立，两手垂于体侧（图 1-15）。

<步骤二> 两脚跳起，落地后左脚向左迈出，右手叉腰，左臂向左侧前方推掌（图 1-76）。

<步骤三> 并腿，两臂放下，两手于腰间握拳（图 1-75）。

<步骤四> 两脚跳起，落地后右脚向右迈出，左手叉腰，右臂向右侧前方推掌。

<步骤五> 重复<步骤三>。

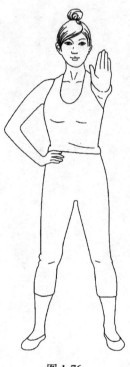

图 1-76

【第四节】本节动作反复交叉做 4 次。

<步骤一>　直立，两手于腰间握拳（图 1-75）。

<步骤二>　左腿后踢腿跳，两手握拳，左臂下举，右臂前摆至体前屈，拳心向内（图 1-77）。

<步骤三>　右腿后踢腿跳，两手握拳，右臂下举，左臂前摆至体前屈，拳心向内。

<步骤四>　左腿后踢腿跳，两肘并拢于腰间（图 1-78）。

<步骤五>　双腿后踢腿跳 2 次，两臂侧摆至上举（图 1-79）。

<步骤六>　恢复初始姿势。

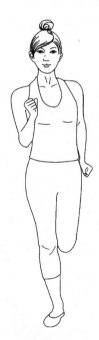

图 1-77

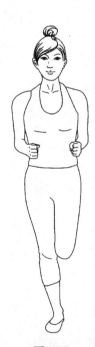

图 1-78

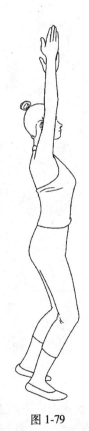

图 1-79

【第五节】本节动作反复交叉做4次。

<步骤一> 分脚直立，两手垂于体侧（图1-15）。

<步骤二> 向左马步跳，两手握拳从腰间向前冲出（图1-80）。

<步骤三> 并腿跳，两臂收至腰间抱拳（图1-75）。

<步骤四> 向左马步跳，两手握拳从腰间向前冲出。

<步骤五> 并腿跳，两臂侧摆至上举（图1-81）。

<步骤六> 恢复初始姿势。

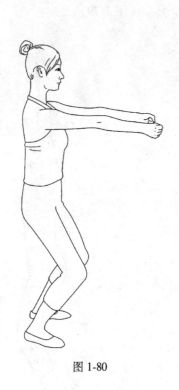

图 1-80

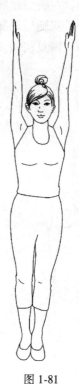

图 1-81

<步骤七> 向右马步跳，两手握拳从腰间向前冲出。

<步骤八> 并腿跳，两臂收至腰间抱拳。

<步骤九> 向右马步跳，两手握拳从腰间向前冲出。

<步骤十> 并腿跳，两臂侧摆至上举。

<步骤十一> 恢复初始姿势。

（十）整理运动

【第一节】本节动作反复交叉做 4 次。

<步骤一> 直立，两手垂于体侧（图 1-6）。

<步骤二> 左脚向左迈一步，两臂向前放松摆起（图 1-82）。

<步骤三> 右脚并左脚，脚尖点地，两臂放松摆动（图 1-83）。

<步骤四> 恢复初始姿势。

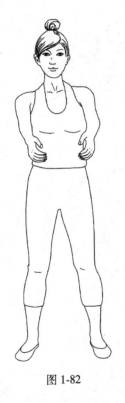

图 1-82

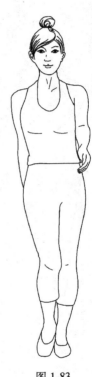

图 1-83

<步骤五> 右脚向右迈一步，两臂向前放松摆起。

<步骤六> 左脚并右脚，脚尖点地，两臂放松摆动。

<步骤七> 恢复初始姿势。

【第二节】本节动作反复交叉做 4 次。

<步骤一> 直立，两手垂于体侧（图 1-6）。

<步骤二> 左脚侧出一步，重心在中间，两腿屈膝后伸直，两臂向前放松摆起（图 1-84）。

<步骤三> 两臂向两侧摆起，同时屈膝再伸直（图 1-85、图 1-86）。

<步骤四> 两臂向后绕环 1 周至前举，同时屈膝伸直 2 次（图 1-87）。

<步骤五> 恢复初始姿势。

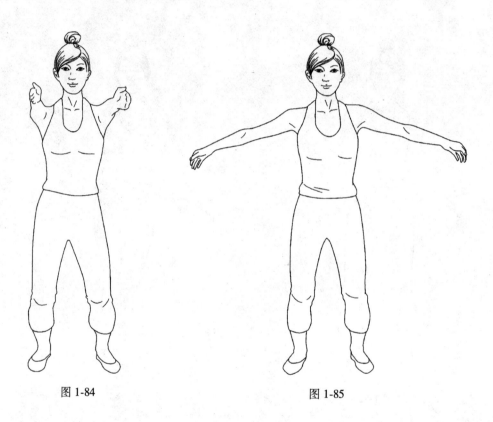

图 1-84　　　　　　　　　　　　　图 1-85

<步骤六> 右脚侧出一步，重心在中间，两腿屈膝后伸直，两臂向前放松摆起。

<步骤七> 两臂向两侧摆起，同时屈膝再伸直。

<步骤八> 两臂向后绕环 1 周至前举，同时屈膝伸直 2 次。

<步骤九> 恢复初始姿势。

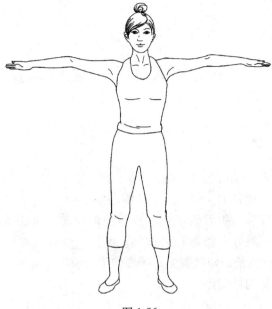

图 1-86

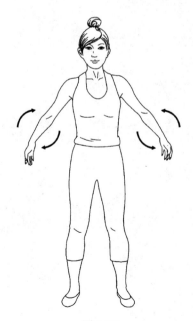

图 1-87

二、中老年人徒手减肥训练操

（一）弯腰伸展

本节动作重复做 5~10 次，能够健美腰、背、腿。

<步骤一>　坐在地毯上，两手垂于体侧（图 2-1）。

<步骤二>　绷脚尖，手臂缓慢顺着双腿向前滑动，腰部随之向前弯曲伸展，直至感到充分伸展，最好手指能触摸脚尖。保持此姿势，双手握住脚尖或脚踝，缓慢把头贴近双腿，放松。勾起脚尖，缓慢伸手触摸脚尖（图 2-2）。

<步骤三>　恢复初始姿势。

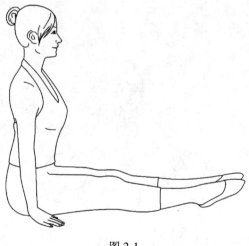

图 2-1

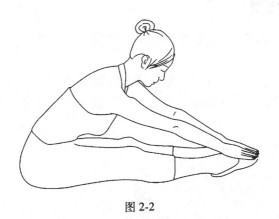

图 2-2

（二）屈膝抬腿

本节动作可以健美腿、臀，每条腿练习 8~10 次。

\<步骤一\> 仰卧在地毯或垫子上（图 2-3）。

\<步骤二\> 双手抱左膝，抬至胸部，保持这个姿势 4 秒（图 2-4）。

\<步骤三\> 恢复初始姿势。

\<步骤四\> 换右腿，重复以上动作。

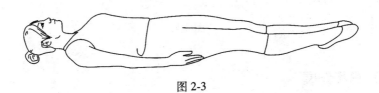

图 2-3

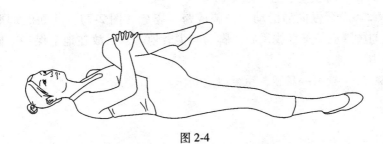

图 2-4

（三）收踝压腿

本节动作可以锻炼腹股沟和大腿内侧肌肉，反复练习 10～20 次，可健美腹、腿。

<步骤一>　盘腿坐在垫子上，双脚踝向内收（图 2-5）。

<步骤二>　用双肘自下压腿，使之分开，或者使身体向前倾，试着用头触双脚或地面。

<步骤三>　恢复初始姿势。

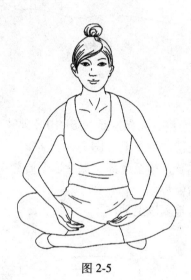

图 2-5

（四）跨步伸展

本节动作重复 10～20 次，可以健美腿部。

<步骤一>　蹲在垫子上（图 2-6）。

<步骤二>　缓慢向后滑动一条腿成跨步姿势（图 2-7）。前面的脚平放在地上，膝盖与脚踝成一条直线，后面脚的脚尖着地。双手放在地上保持平衡。保持这个姿势 10 秒钟。

<步骤三>　换另一条腿，重复以上动作。

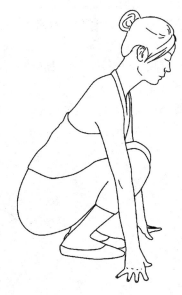

图 2-6

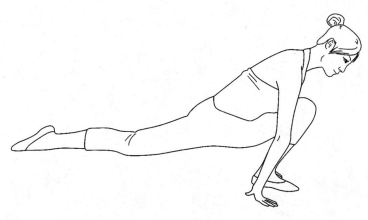

图 2-7

（五）对墙伸展

本节动作重复 10~20 次，可以健美腿、腰。

<步骤一>　站在距离墙壁一臂远的地方，双脚开立。双手撑在墙上，脚跟着地（图 2-8）。

<步骤二>　身体缓慢向前倾，感觉小腿肌肉的伸展，直至下臂完全靠在墙上。保持此姿势 14~20 秒钟（图 2-9）。

<步骤三>　恢复初始姿势。

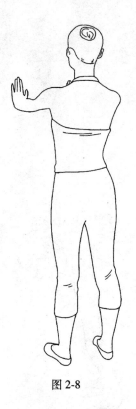

图 2-8

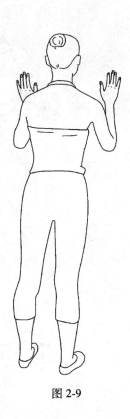

图 2-9

（六）屈体展背

本节动作重复做 10~20 次，可以健美背、腿、腰。

<步骤一>　身体直立，双脚分开，与肩同宽（图 1-15）。

<步骤二>　膝盖略弯曲，缓慢地弯下腰，展背下屈，双手触及双脚，坚持 10 秒钟（图 2-10）。

<步骤三>　恢复初始姿势。

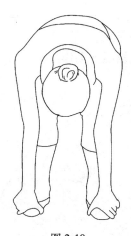

图 2-10

（七）伸臂侧屈

本节每一侧动作重复做 5~10 次，可以健美躯干和胳膊。

<步骤一>　身体直立，双脚分开同肩宽（图 1-15）。

<步骤二>　左手臂举过头顶，右手叉在腰部，身体缓慢向叉腰一侧弯曲，柔和地摆动（图 2-11）。

<步骤三>　恢复初始姿势。

<步骤四>　右手臂举过头顶，左手叉在腰部，身体缓慢向叉腰一侧弯曲，柔和地摆动。

<步骤五>　恢复初始姿势。

<步骤六>　换另一侧，重复以上动作。

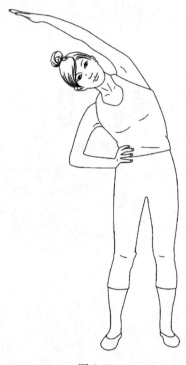

图 2-11

（八）左右转体

本节每一侧动作重复 10 次，可以健美腰和躯干。

<步骤一>　身体直立，双脚分开同肩宽（图 1-15）。

<步骤二>　掌心向下伸开双臂，身体尽量转向左侧（图 2-12）。

<步骤三>　身体尽量转向右侧。

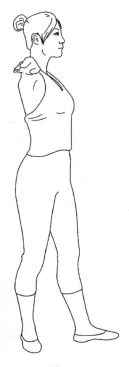

图 2-12

（九）拉肘展肩

本节动作重复做 14 次，能够健美肩背和前胸。

<步骤一>　直立，双脚分开，双臂弯曲，双手置于胸前（图 2-13）。

<步骤二>　将肘部向两侧拉开，肩后展。不要弓背，有节奏地使双肘向后拉开（图 2-14）。

<步骤三>　恢复初始姿势。

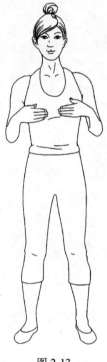

图 2-13

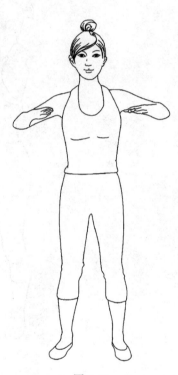

图 2-14

（十）伸臂跳跃

本节动作重复做10~20次，可以健美手臂、腿。做本节动作时要和缓有节奏。

<步骤一>　直立，双臂置于体侧（图1-6）。

<步骤二>　数1时，跳起并分开双脚，同时将双臂展开，举过头顶（图2-15）。

<步骤三>　数2时，回到开始姿势。

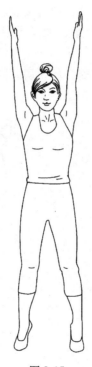

图 2-15

三、其他减肥训练操

（一）减肥哑铃操

【第一节】两手持铃，两肩不动，两臂交替屈肘 20~60 次（图 3-1）。

【第二节】两手持铃，两臂上举，肘关节朝上，向颈后曲肘 20~60 次（图 3-2）。

【第三节】两手持铃，两臂胸前绕环，肩背同时活动，做 20~60 次（图 3-3）。

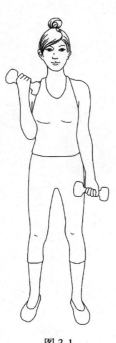

图 3-1

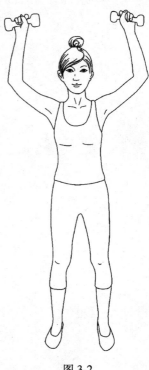

图 3-2

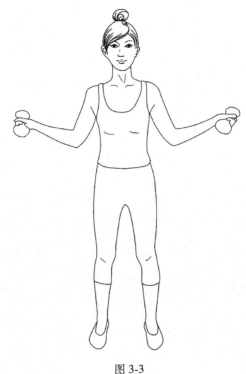

图 3-3

【第四节】两手持铃，两臂置于头后，屈体 20~60 次（图 3-4）。

【第五节】两手持铃，侧屈体，每侧做 40~70 次（图 3-5）。

【第六节】两手持铃，置于肩上做下蹲动作 30~50 次（图 3-6、图 3-7）。

【第七节】两手持铃，站立，抬脚后跟 25~75 次。

【第八节】两手持铃，上体由左向右绕环，先顺时针、再逆时针做，每侧做 10~30 次（图 3-8）。

【第九节】两手持铃，仰卧，两臂做扩胸运动 30~70 次（图 3-9）。

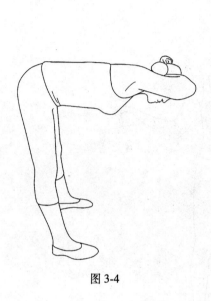

图 3-4

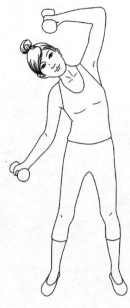

图 3-5

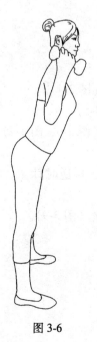

图 3-6

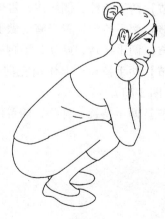

图 3-7

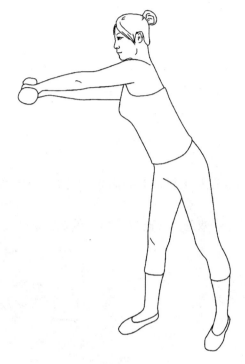

图 3-8

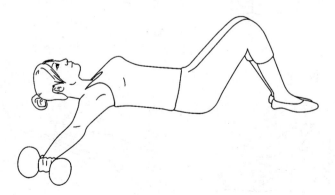

图 3-9

【第十节】脸朝下，双脚搭在凳上，或由另一人按住两脚，两手置于颈后或腰后，上体抬起后仰 10~15 次。先徒手做，后持哑铃做（图 3-10）。

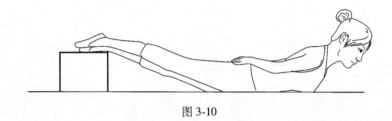

图 3-10

【第十一节】双脚卡在凳子里，仰卧起坐 20 次。先徒手，后持哑铃做（图 3-11）。

【第十二节】仰卧，举双腿至 45°~60°角，做 20~60 次，之后，双脚绑上哑铃做（图 3-12）。

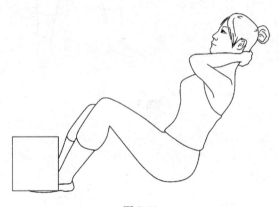

图 3-11

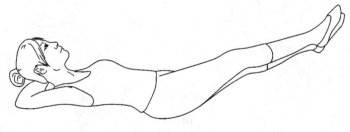

图 3-12

说明：

1. 每周训练 3 次。每次练一个半小时，其中持哑铃时间为 20~40 分钟。首次做，每节动作完成 3 遍，重复次数为最低限额，第二次同第一次，但重复次数可增加 2~3 次。如此类推，至第十六次、重复次数达 60 次为止。

2. 适宜肥胖妇女和体重过重的男子练习。

（二）腰部减肥操

【第一节】转腰（4×8 拍）。练习本节动作可增强腰腹侧肌群的力量。转体时上体要保持正直，不要前倾后仰；两腿伸直，不要抬脚后跟；肩部放松。

<步骤一>　两脚左右分开站立。

<步骤二>　1~4 拍，上体向左扭转，同时左臂侧摆，右臂前摆（图 3-13）。

<步骤三>　5~8 拍，同 1~4 拍，方向相反。

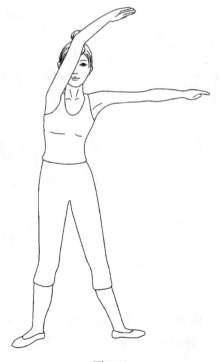

图 3-13

【第二节】上体侧屈（4×12 拍）。练习本节动作可以增强腰侧肌群力量。本节 1~12 拍为 1 组，做 4 组。

<步骤一>　1~4 拍，左脚向左一步，上体左侧屈，右臂侧上举，左臂侧下举（图 3-14），左手撑左小腿，尽量拉引上体右侧肌群。

<步骤二>　5~8 拍，同 1~4 拍，方向相反。

<步骤三>　9~12 拍，上体前屈，向左、后、右、前环绕 1 周（涮腰）（图 3-15）。

<步骤四>　13~16 拍，同 9~12 拍，方向相反。

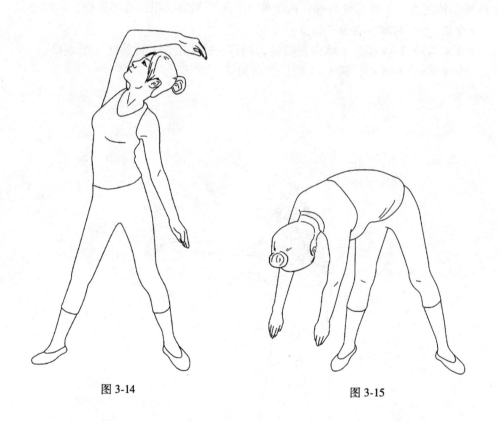

图 3-14　　　　　　　　　　　　　　图 3-15

说明：

1. 1~4 拍侧屈时，上体勿扭转，要平正，腿伸直，勿抬脚后跟。

2. 9~12 拍涮腰时，以腰为主，上体、头、臀都放松，随着绕动。

【第三节】跪撑转体（4×8拍）。本节动作可以增强腰背肌群力量。练习时要求腰勿下塌，尽量转腰。

<步骤一>　1~2拍，右臂支撑，左臂由胸前向外侧摆，同时上体向左侧后转，吸气（图3-16）。

<步骤二>　3~4拍，还原至跪撑，呼气。

<步骤三>　5~8同1~4拍，方向相反。

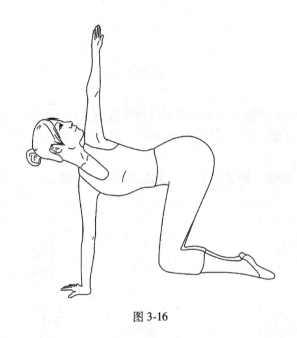

图3-16

【第四节】上体侧起（4×16拍）。本节动作可以增强腰侧肌群力量。

<步骤一>　两手体前屈肘撑地，两腿微屈，左侧卧（图3-17）。

<步骤二>　1~4拍，上体绷起至右侧坐，两臂撑直，吸气。

<步骤三>　5~8拍，停止在坐的姿势上，使右侧腰肌群收缩，左侧腰肌群拉引，呼气。

<步骤四>　9~16拍，慢慢还原至左侧卧位。

<步骤五>　1~16拍为一组，左侧做2组后换右侧卧。

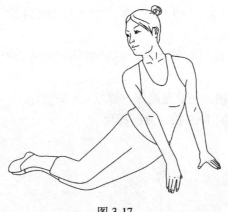

图 3-17

【第五节】屈膝扭腰。本节动作可以增强腰腹力量。1~24 拍为 1 组。连续做 8~10 组。也可双腿直上举向左右摆。练习时要求躯干上中部不离地，膝保持全屈。

<步骤一> 仰卧，两臂侧平举，掌心向下，双腿屈膝上举（图 3-18）。

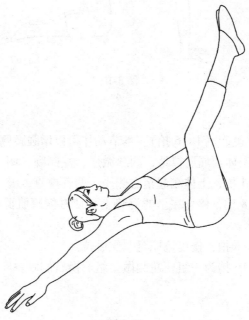

图 3-18

<步骤二>　1~4拍，双腿屈膝并拢上举向左侧下落，至左腿屈膝着地，上体不动，尽量扭转腰（图3-19）。

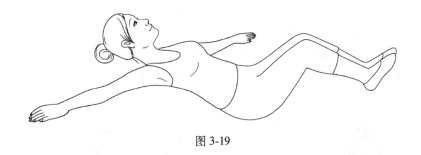

图 3-19

<步骤三>　5~8拍，保持上体姿势，停8拍时间。
<步骤四>　17~24拍，向另一侧摆动，扭转腰（图3-20）。

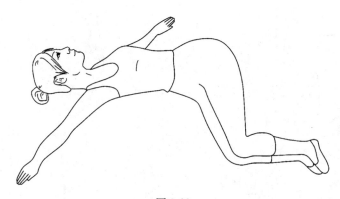

图 3-20

【第六节】转体踏跳（4×8 拍）。本节动作可以增强腹肌弹力和腰椎的灵活性。腰部加强锻炼，可以消耗多余的脂肪。

<步骤一>　第 1 拍，左脚向左侧踏一小步（图 3-21）。

<步骤二>　第 2 拍，右腿屈膝左侧举跳起，同时上体向左扭转，两臂自然向左侧摆（图 3-22）。

<步骤三>　3~4 拍，同 1~2 拍，方向相反。

<步骤四>　5~8 拍同 1~4 拍，最后一个 8 拍还原。

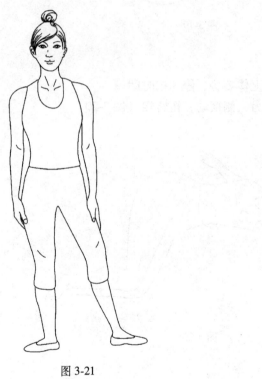

图 3-21

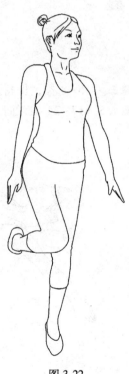

图 3-22

说明：扭转腰时上体要正，幅度要大；要连续跳，跳时左腿要蹬直，另一腿屈膝并举平；用前脚掌轻松落地；摆臂要放松。

【第七节】消除水桶腰保健操。本节动作反复交叉做 20 次。经常做可增强腰部的力量，增加四肢的协调性，同时还能促进腰腹部的脂肪代谢，达到瘦腰腹的目的。

<步骤一> 平躺于地面上，面朝上。双手放在头两边，以手指尖端轻轻扶在耳后 3cm 的位置。双腿屈膝，脚掌踩地，两脚分开同肩宽（图 3-23）。

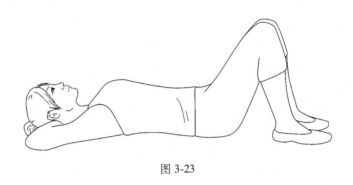

图 3-23

<步骤二> 抬起上半身并抬高屈起的左膝，然后用右手手肘触碰左腿的膝盖，眼睛要看向左膝（图 3-24）。

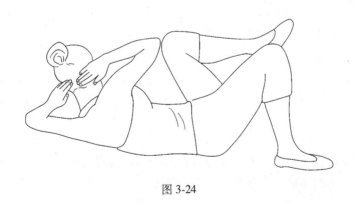

图 3-24

<步骤三> 恢复初始姿势。

<步骤四> 抬起上半身并抬高屈起的右膝，然后用左手手肘触碰右腿的膝盖，眼睛要看向右膝。

<步骤五> 恢复初始姿势。

（三）腹部减肥操

腹部减肥操可增强腹肌弹力，消耗脂肪。此操可七节全部做，每节次数减半，也可选择做，但要增强上腹、下腹、中腹、腹直肌力量的各节操配合做。此操做完后，必须做放松腹肌的练习，如放松向下弹体和放松高抬腿跑等。

【第一节】仰卧，慢举双腿，至90°，吸气（图3-25）。慢下落，呼气。上举、下落共做30~50次。

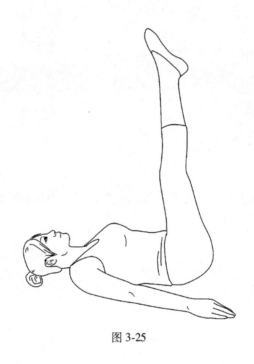

图 3-25

说明：要求双腿伸直，上举时要有收缩腹下肌肉提腿的感觉。下落时腹肌要控制有对抗下落的感觉，直至双腿全部落地。

【第二节】仰卧，双腿屈、伸膝向前，向下慢绕环，收腹上体起。

<步骤一>　两臂侧平举，掌心向上，仰卧。

<步骤二>　1~2拍，双腿屈膝上举近胸，吸气（图3-26）。

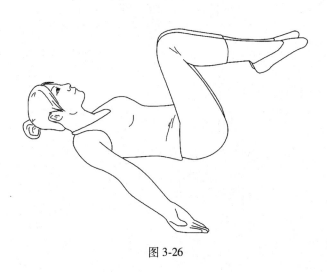

图 3-26

<步骤三>　3~4拍，小腿向上伸直前举，吸气。

<步骤四>　5~8拍，大腿向前，慢慢下落至脚跟着地，呼气。

<步骤五>　9~12拍，收缩腹肌，上体起至胸触腿，吸气。

<步骤六>　13~16拍，上体后倾至仰卧，呼气。

说明：1~16拍为1组，每次共做6~8组。要求动作慢而连续，腹肌要控制，以增加动作的阻力（对抗力量）。

【第三节】手后撑坐，膝轮流绕环。

<步骤一>   两手在体后撑，屈双膝坐，两脚离地。

<步骤二>   左膝向前提，左腿和左膝向上向前绕环。左膝屈时右腿和右膝向上绕，如此两腿轮流绕环，如骑自行车的动作（图 3-27）。

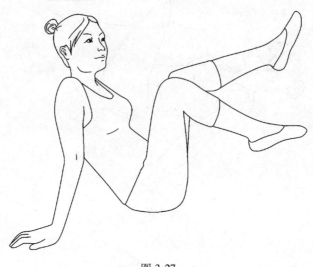

图 3-27

说明：连续做 20 次为 1 组，共做 4~6 组。运动时要求腹肌收缩，脚不落地，动作要慢。

【**第四节**】体前屈向下弹动，两脚左右分立。1~16 拍为 1 组，共做 8~10 组。

<步骤一>　1~2 拍，上体向下弹动，同时两臂放松由侧下落内摆，在体前交叉。

<步骤二>　3~4 拍，上体向下弹动，同时两臂放松向两侧摆。

<步骤三>　5~8 拍，重复 1~4 拍的动作。

<步骤四>　9~12 拍，上体前屈，双臂从双腿间尽量向后伸至脚后触地，膝稍屈，吸气（图 3-28）。

<步骤五>　13~16 拍，上体逐渐起至还原，呼气。

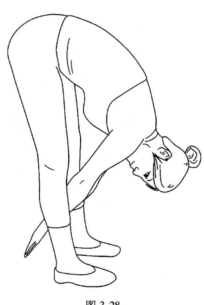

图 3-28

【第五节】深呼吸收缩与放松腹肌。

<步骤一> 左手放在腹前，右手放在背后站立，吸气，收紧腹。

<步骤二> 同时左手向内压腹部，闭气，呼气，逐渐放松腹肌向前拱起（图 3-29）。

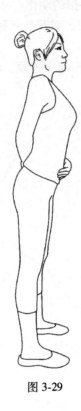

图 3-29

说明：做动作时，腹肌群要主动收缩，以慢吸气协调配合，上体要自然伸直，10~15 次为 1 组，每次做 4~5 组。

【第六节】悬垂收腹举腿。

<步骤一>　两手正握单杠或肋木、门框等悬垂（图 3-30）。

<步骤二>　1～4 拍，左腿前举下落。

<步骤三>　5～8 拍，右腿前举下落。

<步骤四>　9～12 拍，双腿屈膝上举（图 3-31）。

<步骤五>　13～16 拍，双腿前伸，逐步上举至脚触单杠或肋木、门框等，然后慢慢下落还原至悬垂（图 3-32）。

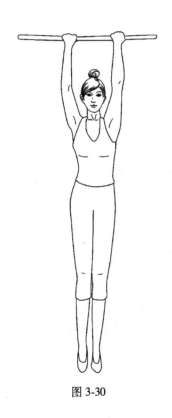

图 3-30

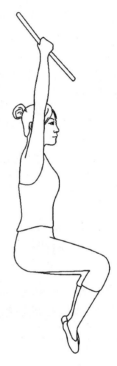

图 3-31

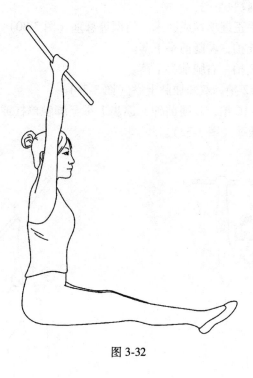

图 3-32

说明：要求腿伸直上举，以收腹为主动力，不要做成摆腿动作。做 13~16 拍动作时，开始可举得低些，然后逐渐提高高度。1~16 拍为 1 组，每次做 6~8 组。

【第七节】原地高抬腿跳或跑楼梯。腿要抬平，小腿垂直，上体要正，开始时用中速跳或跑，以后逐渐加快。20 次为 1 组，每次做 8~10 组（图 3-33）。

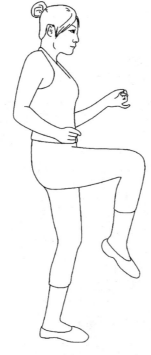

图 3-33

（四）臀部减肥操

【第一节】臀大肌和背肌运动。

<步骤一> 离椅一步站立，手扶椅背，上体前倾，两腿交替向后上方充分上摆（图3-34），或上体直立，手扶墙，两腿轮流向两侧摆动。

<步骤二> 俯卧，体后屈两手握住双脚，尽量挺胸（图3-35）。

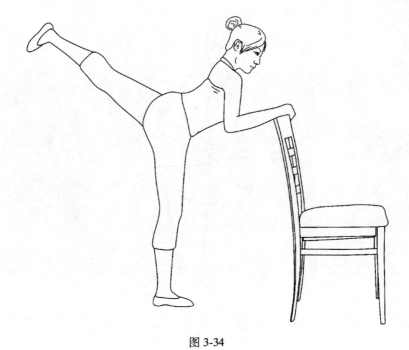

图 3-34

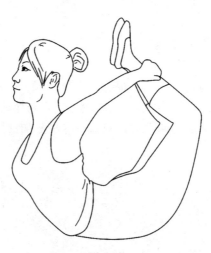

图 3-35

【第二节】腹肌和臀大肌运动。

<步骤一>　双臂俯撑，双腿轮换做长跑动作。逐步加快动作速度。臀部不得撅起（图 3-36）。

<步骤二>　身体侧卧，单手抓住单侧脚面，膝关节弯曲，髋关节尽量向前倾。左右脚交换做（图 3-37）。

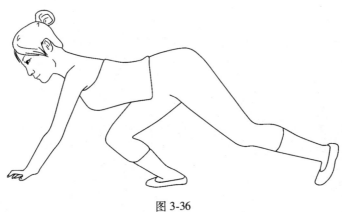

图 3-36

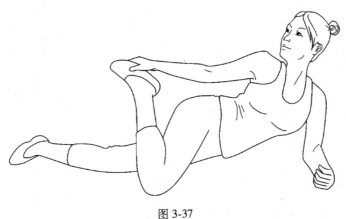

图 3-37

【第三节】臀部肥大意念缩臀操（一）。

本节动作反复做 10~20 次，可逐步增加次数。

<步骤一>　站立，手扶椅背，足尖稍向外展，吸气（图 3-38）。

<步骤二>　逐渐抬起脚后跟，向内收缩臀肌群，默念"小……小……"（图 3-39）。

<步骤三>　收缩至最大限度后，闭气停一会儿，呼气，脚后跟逐渐下落，臀部逐渐放松。

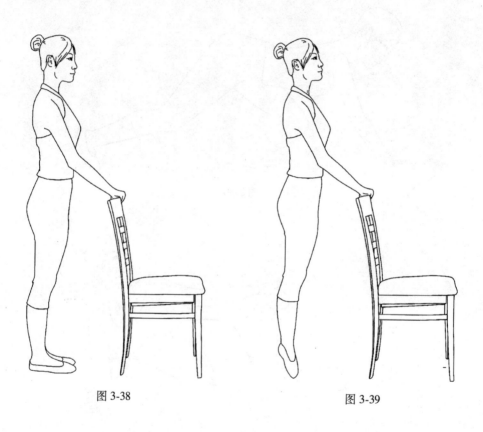

图 3-38　　　　　　　　　　　　　　　图 3-39

【第四节】臀部肥大意念缩臀操（二）。

<步骤一> 分腿坐，右手在右侧后支撑，挺髋，收臀肌群（图3-40）。

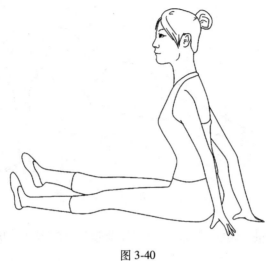

图 3-40

<步骤二> 1~4拍，双腿伸直，左臂支撑，向上侧挺髋，另一手臂上举，吸气（图3-41）。

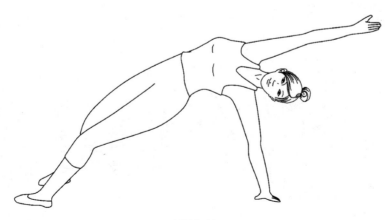

图 3-41

<步骤三> 5~8 拍，闭气，默念"缩小……缩小……"。

<步骤四> 9~16 拍，停止意念，逐渐收腹（图 3-42），臀肌群逐渐放松还原至分腿坐，呼气。

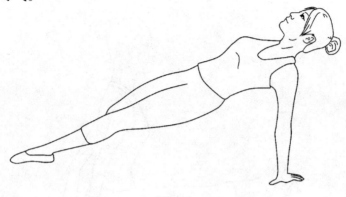

图 3-42

说明：要求尽量挺髋收臀，下落时臀肌要带控制的增加对抗力量。反复做 8~10 次。

【第五节】臀部肥大意念缩臀操（三）。俯卧跪撑，单腿轮流前提、后举。

<步骤一> 1~4 拍，左膝前提，脚背着地，含胸，低头，腰腹向后上拱起，吸气（图 3-43）。

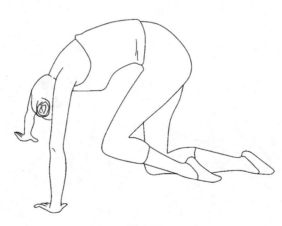

图 3-43

<步骤二>　5~8拍，右腿向后举起，向后上弹动2次还原，同时吸气，并默念"缩……"（图3-44）。

<步骤三>　换另一侧做，每侧各做10~20次。逐步增加到30~50次。

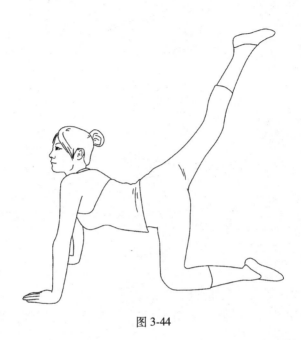

图 3-44

说明：伸举腿要慢要正，腰勿下塌。向前提膝时要紧绷臀肌群，身心放松。

【第六节】臀部肥大意念缩臀操（四）。本节动作反复做20~50次。

<步骤一>　俯卧，屈肘支撑。

<步骤二>　1~4拍，右腿向后稍提起，向左侧慢绕至脚触异侧地面，大腿交叉在左腿上，吸气（图3-45、图3-46）。腰勿转动，腹贴地。

<步骤三>　5~8拍，停止，闭气。腿伸直绷脚，默念"缩……缩……"。

<步骤四>　9~16拍，慢绕至还原，呼气，再换右腿绕。

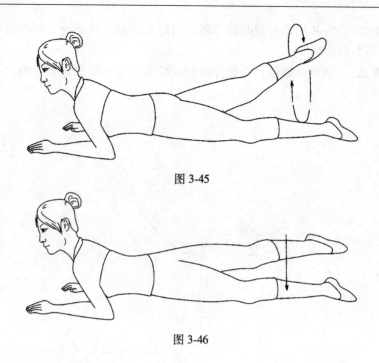

图 3-45

图 3-46

【第七节】臀部肥大意念缩臀操（五）。

俯撑，单腿轮流向后屈伸跳（图 3-47）。上伸要直，屈膝伸腿方向要正。每 20 次为 1 组，每组做 3~5 遍。

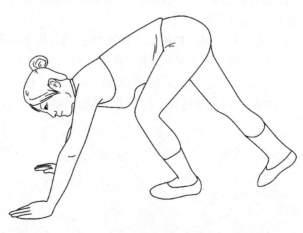

图 3-47

【第八节】臀部肥大意念缩臀操（六）。

原地直腿单跳，前3跳低跳，第四跳高跳（图3-48）。

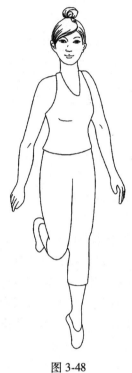

图 3-48

（五）收腹紧腰操

【第一节】"仰卧收腹" 30次。

<步骤一>　仰卧，双腿屈髋90°高举，维持数分钟。

<步骤二>　膝部稍弯曲，双踝关节交叉，双手置于头后，保证腰部平躺在床（地板）上，吸气，维持数秒（图3-49）。

<步骤三>　四肢复原，呼气。

<步骤四>　腹肌收缩，将上体抬起，尽量使双肘向膝部靠近，维持数秒，同时吸气，复原，呼气。

说明：以上过程计1次，共做30次。重复2~3遍。本节动作可以消除腹部与

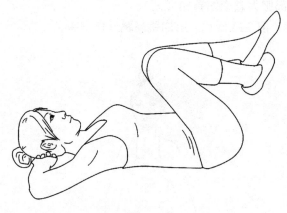

图 3-49

腰部脂肪，同时可增强腰骶与四肢活动度。

【第二节】"以头叩足" 30 次。

<步骤一>　坐于床上（以硬板床为宜）。

<步骤二>　双下肢外展，双膝自然屈曲放平贴床面，脚掌相对（图 3-50）。

<步骤三>　将双手按在足背内侧缘，手臂伸直，以鼻吸气。

<步骤四>　收腹弯腰，头额部向下叩足至足背内侧缘为佳，用嘴呼气。

<步骤五>　将手臂慢慢向上伸直，腰腹部顺势挺直，头抬起，恢复坐姿。

说明：以上过程计 1 次，共做 30 次。重复 2~3 遍。本节动作可以减全身脂肪，降低体重，增加热能消耗，活动全身关节。

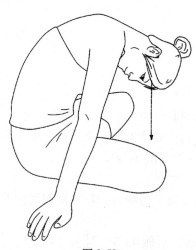

图 3-50